减脂革命

解码体重自由

李翔 庄建彬 张洁
主编

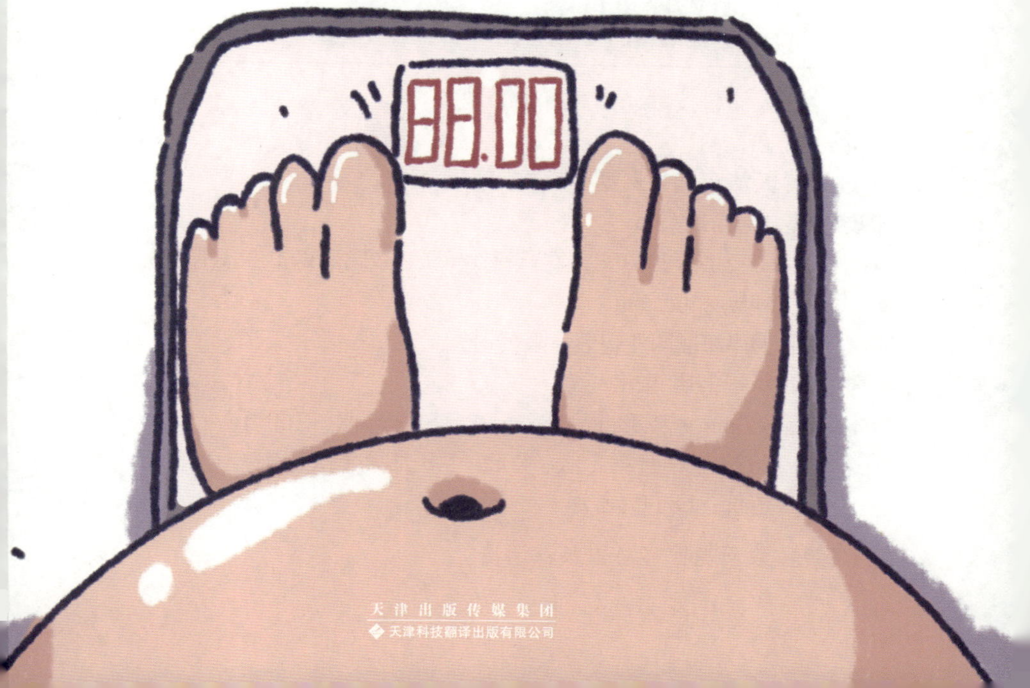

天津出版传媒集团
天津科技翻译出版有限公司

图书在版编目（CIP）数据

减脂革命：解码体重自由 / 李翔，庄建彬，张洁主编. -- 天津：天津科技翻译出版有限公司，2025. 9.
ISBN 978-7-5433-4796-0

Ⅰ. R161

中国国家版本馆 CIP 数据核字第 2025RF4793 号

减脂革命：解码体重自由

JIANZHI GEMING: JIEMA TIZHONG ZIYOU

出　　版：天津科技翻译出版有限公司
出 版 人：方　艳
地　　址：天津市和平区西康路 35 号
邮政编码：300051
电　　话：（022）87894896（发行科）（022）87895660（营销部）
网　　址：www.tsttpc.com
印　　刷：天津海顺印业包装有限公司
经　　销：新华书店
版本记录：880mm × 1230mm　32 开本　8.75 印张　160 千字
2025 年 9 月第 1 版　2025 年 9 月第 1 次印刷
定价：58.00 元

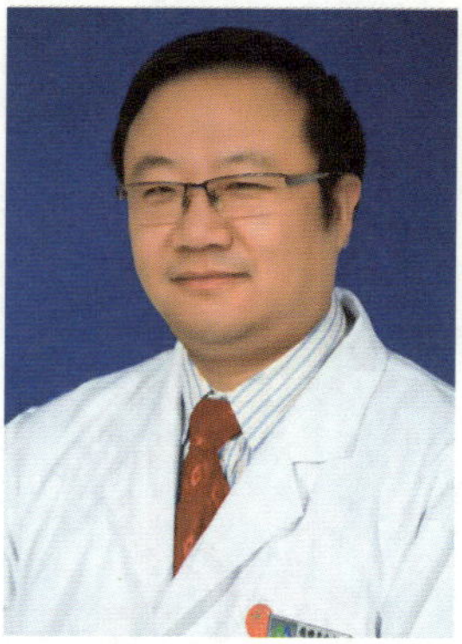

李翔

毕业于天津市中医学院针灸系，从事精神科临床治疗二十余年，目前为天津市第三中心医院（天津大学中心医院）睡眠障碍门诊主任医师。2004 年组建天津市首个精神疾病睡眠障碍门诊，在以中西医结合及心理疗法治疗各类精神、心理疾患中，探索出“睡眠心身同治法”，并在 2025 年出版《睡眠小道理》一书。以中西医结合，辅助心理治疗方法，对体重控制中伴发的神经性贪食症、神经性厌食症、焦虑障碍、睡眠障碍有一定建树。与陈强主任团队合作，研发“云”系列精油产品，在减重降糖、舒缓安眠等多个领域探索治疗新路径。

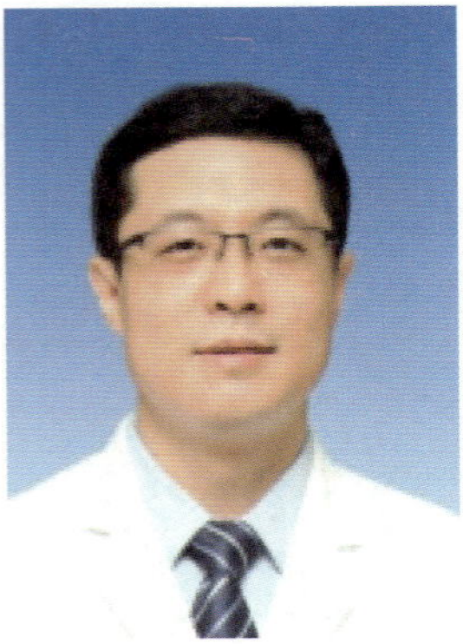

庄建彬

医学博士，天津市第三中心医院（天津大学中心医院）胃肠外科主任，主任医师。《中华肥胖与代谢病电子杂志》青年编委。熟练运用腹腔镜和机器人微创技术开展胃癌、结直肠癌根治术、肥胖患者的胃减容术（袖状胃切除术、胃旁路术）、便秘患者的结肠次全切除、胃食管反流病的外科治疗等。

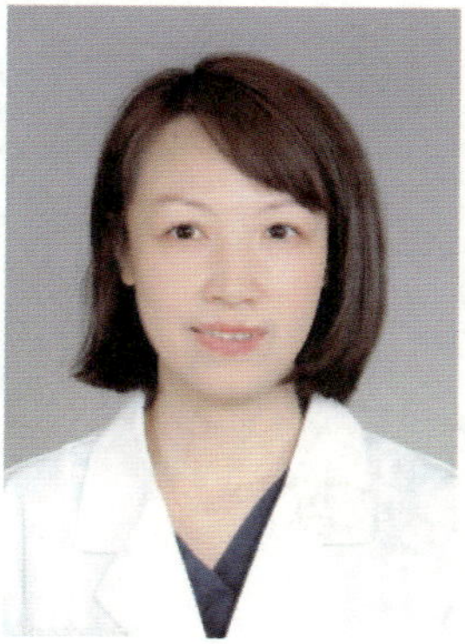

张　洁

医学博士，天津市第三中心医院（天津大学中心医院）内分泌科副主任，副主任医师。天津市中西医结合学会内分泌专业委员会委员、天津市医学会内分泌分会委员、天津市健康管理协会运动与健康专业委员会常务委员兼秘书、天津市医疗健康学会心与代谢共病医学专业委员会委员。深耕内分泌及代谢性疾病领域二十余载，将临床诊疗、医学教育与科研创新有机融合，在下丘脑－垂体－甲状腺、肾上腺、性腺疾病、非酒精性脂肪性肝病、糖尿病及其急慢性并发症等病症的研究与治疗上取得了一定成果。在糖尿病、脂肪肝及肥胖症的减重治疗领域，充分发挥并运用内分泌与运动医学的交叉学科的经验，率先在业界开展“精准医学＋运动处方”治疗模式。

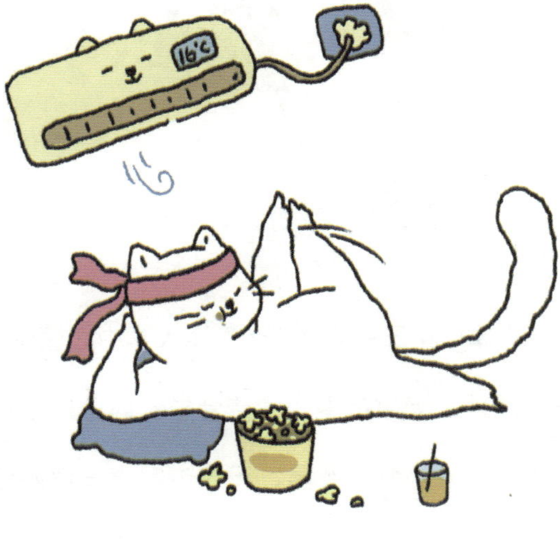
16°C

编委名单

主　　编： 李　翔　庄建彬　张　洁

编写人员：（按姓氏笔画排序）

庄建彬　（胃肠外科）

李　英　（康复科）

李　悦　（营养科）

李　翔　（心理科）

李惟然　（中医科）

杨明建　（胃肠外科）

余红艳　（内分泌科）

张　洁　（内分泌科）

张亚杰　（康复科）

郭　靖　（胃肠外科）

颜华英　（营养科）

薄文嘉　（营养科）

审　　校： 李惟然

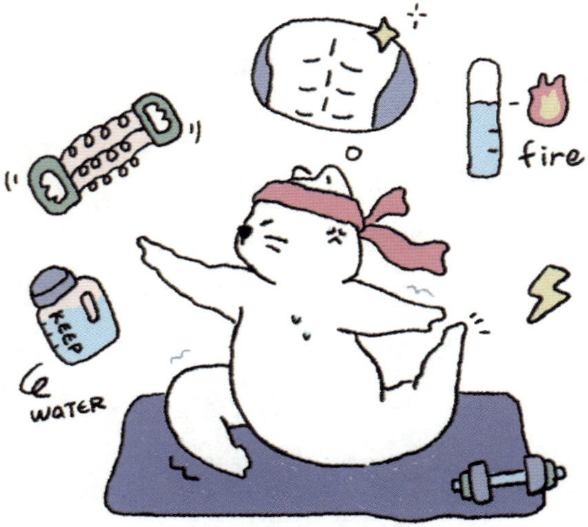
fire
KEEP
WATER

序　一

当今时代，肥胖与超重已成为全球性的公共卫生挑战。在我国的严峻性尤为突出：成年人超重 / 肥胖率已突破 50%，而肥胖在 2019 年跃升为我国第六大致死致残的主要危险因素。面对这一重大健康威胁，国家卫生健康委员会积极响应《“健康中国 2030”规划纲要》号召，发布《“健康体重管理年”活动实施方案》，方案通过四大核心行动——健康知识普及、健康体重促进、重点人群干预和专业服务提升，系统性地应对我国居民超重 / 肥胖率持续攀升的公共卫生挑战。

在此背景下，李翔、庄建彬、张洁等专家领衔编撰了科普作品《减脂革命：解码体重自由》。这部凝聚临床营养科、内分泌科、心理科、外科及运动康复科跨学科智慧的力作，不仅从科学角度破解了体重管理的密码，更创新性地提出了“健康减重”新模式。本书的特色是以“整合医学”的视角从九个维度系统阐述肥胖的防治。从基础知识认知到饮食运动，从医学干预到特殊人群管理，全书以诙谐而不失严谨的笔触，配以翔实的数据和生动的案例，构建了一套科学实用的健康减重方法。

作品价值体现在以下几个方面。第一，它突破了传统减重指南的单一维度，创新性地将生理机制、生活方式与心理认知有机整合。本书明确指出，减重不应是短暂的痛苦忍耐，而是学习如何科学、智慧地关爱自己的身体。第二，创新性地提出了全生命周期体重管理方案，针对儿童和青少年采取的家庭协同干预、中年人强化时间碎片化管理和老年人“减脂增肌”的减重原则，都是因人而异的科学理念的体现。第三，本书前瞻性地探索了科技与医学的融合趋势，从基因检测到 AI 算法，从可穿戴设备到中医智能诊疗，勾勒出未来精准化健康管理的美好图景。

本书始终秉持“以人为本”的核心宗旨。它没有孤立地讨论营养、运动或医学干预，而是清晰地展现多维度的协同作用：科学营养为运动提供基础，良好睡眠助力代谢稳定，医学干预通过生活方式改变来巩固效果。这种系统性的健康观，正是科学减重的精髓所在。

序一

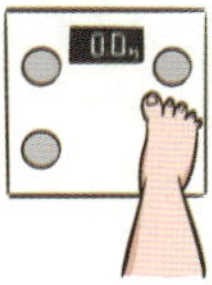

《减脂革命：解码体重自由》一书，由众多专家历时良久、殚精竭虑编撰而成，兼具科学性与实用性，必将成为读者健康旅程中的良师益友。它不承诺捷径，却指明了一条通往健康体魄的康庄大道；它不夸大效果，却提供了可持续的健康生活方式。我相信，通过本书的科学指导，减重将不再是一项艰巨的任务，而是一次充满成就感的自我提升之旅。

期待每一位读者都能从本书中获得启发，提升体重管理的能力与信心，将肥胖带来的健康风险防患于未然。在此，向为编撰本书付出辛勤努力的专家们致以最诚挚的敬意，感谢你们为大众健康做出的卓越贡献！

天津大学中心医院主任医师

第四届国之名医

中国医师协会营养医师专业委员会名誉主任委员

2025.6

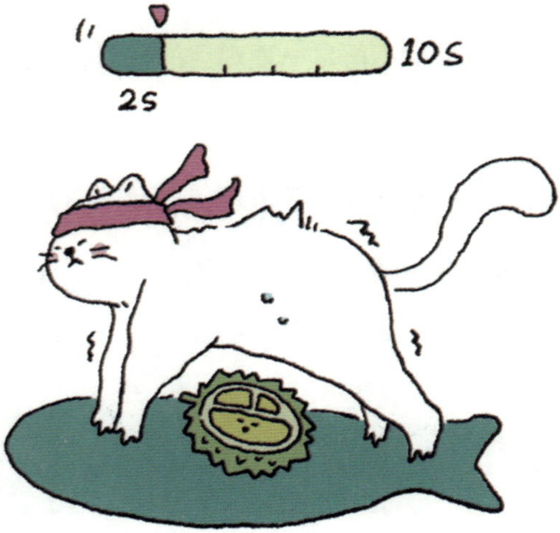
10s
2s

序　二

在医学那广袤无垠的星河里，四十余载光阴流转，我总有一种力不从心之感，仿佛难以追上星辰所散发的璀璨光芒。我深耕于临床内分泌代谢领域，在漫长的岁月中，疾病如迷雾般错综复杂，我逐渐看清，肥胖症宛如一道无形的藩篱，正阻碍着现代文明稳健前行的脚步。

当诊室的门被轻轻推开，接着传来沉重的脚步声，这声音绝非仅仅代表着体重秤上那冰冷的数字，它更像是整个时代健康状况的一声沉重叹息，深深刺痛着我的心。肥胖，这个披着文明华丽外衣的不速之客，正悄然成为一种静默却极具破坏力的疾病。

在古代，无论是希腊还是我国的唐朝，丰腴曾被视作一种独特的美，象征着富足与健康。然而，在当今的后工业时代，肥胖却成了人类为自己亲手酿造的一杯苦涩之酒。脂肪细胞仿佛一群失去控制的迷途羔羊，在人体内肆意冲撞，将鲜活的生命紧紧禁锢在那沉重的躯体之中，让人类承受着身体与精神的双重重负，让我们面临极为复杂的代谢紊乱。基因中那古老而神秘的密码，与现代生活那如疾风骤雨般的快餐节奏，发生了剧烈的碰撞，脂肪本应是人体储存能量的“银行”，如今却成了堆积在肝脏里的“顽固积雪”，让肝脏不堪重负；成了堵塞在冠状动脉的“潜在堰塞湖”，随时可能引发致命的心血管疾病；成了促使呼吸暂停的“午夜警钟”，让患者在睡梦中都难以安宁；更成了驱动关节痛苦呻吟的“幕后推手”，严重影响了患者的生活质量。

然而，希望之光从未黯淡。在这关键时刻，《减脂革命：解码体重自由》为我们带来了知识与希望。我目睹了书中的作者们，夜以继日地以智慧的光芒驱散肥胖所带来的阴霾。营养学家凭借精准的“导航”技术，为患者量身定制科学合理的饮食方案；运动处方专家则依据每个人的身体状况，进行个性化定制，让患者在运动中探寻到健康的密钥；随着减重药物研究的不断突破，曙光初现为患者带来了新的希望；代谢手术更像是一把神奇的钥匙，凭借精准的治疗方案，开启了一扇扇被过多脂肪锁住的生命之门。

这本重量级的科普著作，正是作者们献给这个时代的一份珍贵礼物。它不满足于简单地将知识堆砌在一起，而是独具匠心地试图搭建一座连接大众与肥胖症理解的桥梁。从实验室里高倍显微镜下的微观世界，

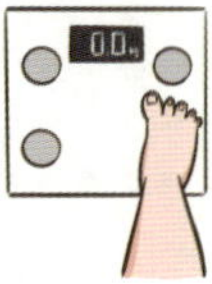

到厨房中充满烟火气的调味罐；从健身房里各式各样的器械，到药房里琳琅满目的货架，本书的作者们凭借敏锐的洞察力和深厚的专业知识，梳理出了一条改变肥胖的“康庄大道”。读者能够清晰完整地看清自己与肥胖之间的真实距离，从而有针对性、个性化地解决自身的困扰。

作为忠实的读者，我要衷心感谢所有作者。你们是医学银河中璀璨的星光，照亮了无数患者前行的道路，让医学的宇宙变得如此绚丽多彩；你们投身减重事业的动人故事，是这本书最温暖、最动人的注脚。愿每一位读者都能在这本书中找到属于自己的健康良方。最重要的是，本书最终让我们深刻领悟到，改变肥胖并非一场与自己身体的残酷对抗，而是一场灵魂深处的自我和解；当科学的光芒与人文的关怀相遇，当医学的智慧与生活的点滴相拥，被困扰的身心终将在努力与践行中，重新拥抱美好的生活。阅读本书后，我深感其中的价值，欣然为其作序，并向患有肥胖症的朋友们郑重推荐。

天津大学中心医院主任医师

首届天津名医

天津市医学人文学会主任委员

天津市糖尿病学会副主任委员

2025.6

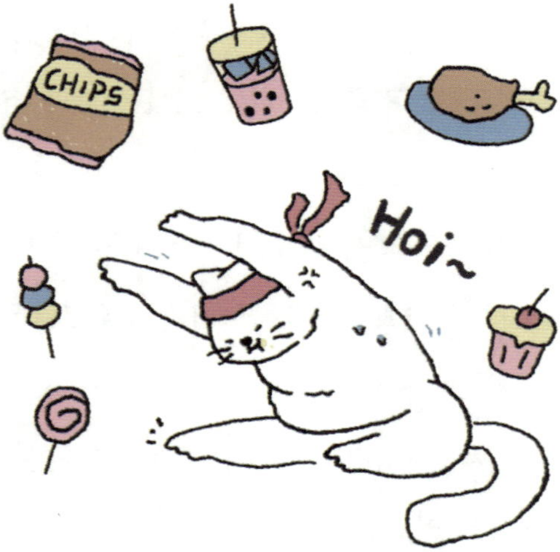
CHIPS
Hoi~

目 录

第1章　减重，从了解自己开始

01. 关注体重：健康路上的红绿灯　/2

02. 体重调控的“零件”：基因与环境　/7

03 . 你真的需要减重吗：打破体重秤背后的迷思　/12

04. 别急着瘦成闪电：先定个小目标　/17

05. 体重管理的“持久战”：长期保持好身材的秘诀　/23

06. 心理战：减重路上的“心魔”　/29

第2章　边吃边瘦，吃成健康的瘦子

01. 人体的框架：宏量营养素　/36

02. 精巧的关窍与密布的网络：微量营养素、水分　/43

03. 吃瘦下来的秘诀：制造能量缺口　/49

04. 吃对的秘诀：科学减重膳食模式　/56

05. 选对食材：减脂餐的第一步　/62

06. 烹调油、调料、饮品：为减脂餐增色　/68

07. 生活中饮食小技巧：让减重事半功倍　/73

第3章　动起来，瘦得更快

01. 运动与减重：动一动，瘦一瘦　/80

02. 有氧vs无氧：哪种更适合你　/85

03. 定制运动计划：找到你的“瘦身节奏”　/90

04. 日常活动：别浪费每一个消耗热量的机会　/95

05. 运动后的恢复：别让疲劳拖累你的减重计划　/100

第4章　医学干预与减重

01. 激素与体重：身体内部的“指挥官”　/106

02. 慢性疾病与减重：健康才是最终目标　/111

03. 减重药物：用药就能瘦吗？　/116

04. 减重的最后一根稻草：减重手术知多少？　/121

05. 内镜减重：胃里的“魔法师”　/127

06. 医学监督下的减重：专业指导更安心　/132

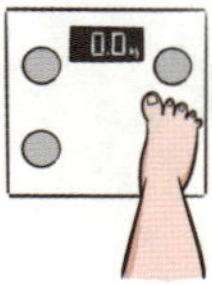

第5章　特殊人群的减重攻略

01. 儿童青少年减重：科学守护成长关键期　/138

02. 孕妇与产后减重：妈妈也能美美哒　/145

03. 老年人减重：健康长寿的秘诀　/151

04. 糖尿病患者减重：如何“管住嘴”　/156

第6章　传统医学与减重

01. 药饮与减重：中医智慧里的轻盈之道　/162

02. 穴位按摩减重：学会使用瘦身“快乐穴”　/168

03. 传统运动项目与减重：太极拳、五禽戏、八段锦　/173

04. 正念与冥想：减肥路上的心理“修行”　/179

05. 中医学视角下的健康减重：调和阴阳，重塑平衡　/184

06. 适宜技术：万变不离其宗　/190

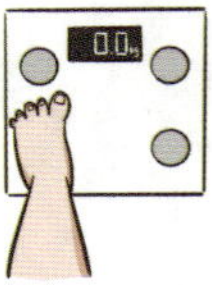

第7章　改变习惯，防止反弹

01. 习惯的力量：养成健康的生活习惯　/196

02. 战胜本能：抵挡美食的诱惑　/201

03. 压力管理：别让情绪毁了你的减重计划　/206

04. 睡眠与减重：睡得好，瘦得快　/212

05. 应对体重波动：别让数字影响心情　/217

06. 健康的生活方式：瘦身的终极目标　/222

第8章　启示录：成与败的经验与教训

01. 从“三高糖胖”到停药逆袭：30千克科学减重之路　/228

02. 减重成功不是终点：恣意放纵引发体重反弹　/233

03. 警惕“美丽陷阱”：极端减重的连环反应　/238

04. 破茧新生：减重手术重塑健康与人生　/243

最终章　减脂革命的未来

未来展望：减重的新趋势与新方法　/250

后记　/255

第 1 章

减重，从了解自己开始

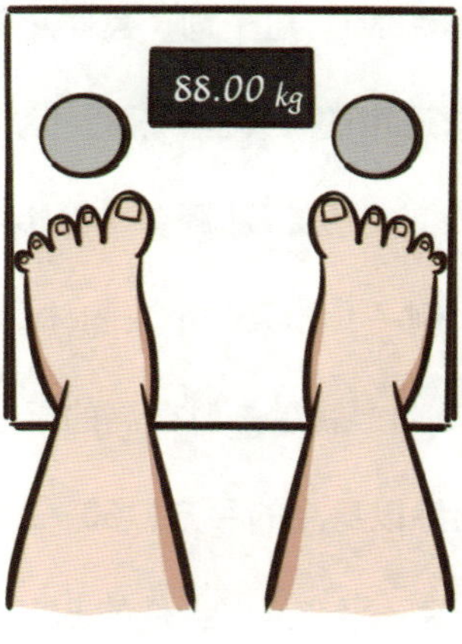

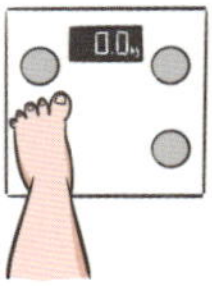

01 / 关注体重：健康路上的红绿灯

在我们的传统观念里，总觉得胖点儿就是“富态”，仿佛那是生活过得滋润、福气满满的象征。走在大街上，瞧见那些胖乎乎的小孩，老人们说不定还会念叨着“这孩子看着就有福气”。可你知道吗？现代医学早就给我们敲响了警钟，这所谓的“富态”，很可能就是一颗悄无声息埋在身体里的“隐形炸弹”。我们去体检或者聊减肥的时候，总听到“BMI”这个词，其实它的中文名字就是“身体质量指数”，是全球通用的“体型尺子”，能快速帮我们看看自己是胖是瘦。计算 BMI 的方法特别简单，BMI= 体重（千克）÷ 身高（米）的平方。举个例子，如果一个人的体重是 60 千克，身高为 1.7 米，那么计算他的 BMI，就是先算身高的平方，即 1.7 × 1.7=2.89（平方米），再用体重除以身高的平方，60 ÷ 2.89 ≈ 20.76，所以这个人的 BMI 为 20.76 千克 / 平方米。当你的 BMI ≥ 24 千克 / 平方米，那么你已经超重了；如果你的 BMI ≥ 28 千克 / 平方米，那么就是肥胖了，你身体里的各个器官可能已经不知不觉地陷入了“慢性中毒”的危机状态啦。

可能有人会怀疑，胖点儿真的问题有这么严重吗？实际上，肥胖症带来的危害堪称“大礼包”。（在肥胖人群中，过高的体重和

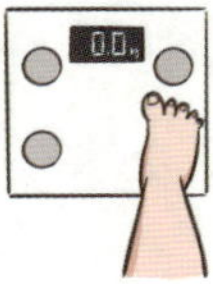

过多的脂肪就像一群“恶霸”，给全身多个器官带来影响。想象一下，心脏每天要带着一身肥肉努力跳动，血管被厚厚的脂肪挤压，肾脏也被压得“喘不过气”。）而且，脂肪沉积引起的慢性炎症反应，就像身体里燃起的一把文火，会持续造成代谢损伤。我们身体中的糖代谢很容易因肥胖而出现问题，糖尿病、糖尿病前期及代谢综合征都可能找上门，很多肥胖的人，去医院一检查，血糖就偏高。还有血脂异常、高血压及心血管疾病，肥胖的人得这些病的风险比正常人高多了。

此外，肥胖人群的其他健康问题也会产生连锁反应。慢性肾脏病、代谢相关脂肪性肝病、多囊卵巢综合征、女性不孕症、男性低促性腺激素性性腺功能减退症等疾病，都和肥胖症有着千丝万缕的

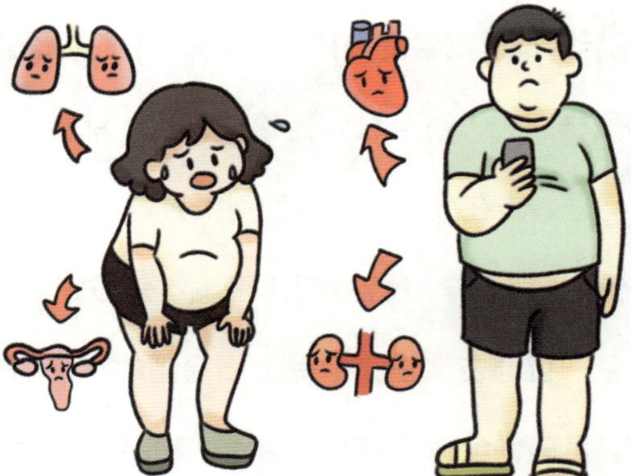

联系。肥胖的女性，月经不调、不容易怀孕的情况很常见。阻塞性睡眠呼吸暂停综合征、反应性气道疾病（哮喘就是其中一类）、骨关节炎、张力性尿失禁、胃食管反流病等疾病，也都爱找肥胖的人。例如，晚上睡觉鼾声（呼噜）震天响，早上起来又觉得没睡好，很可能就是阻塞性睡眠呼吸暂停综合征在作怪，而这种疾病和肥胖有很大关系。

肥胖程度越高，患多种复杂合并症的风险也越高。让人痛心的是，超重和肥胖不仅和主要慢性非传染性疾病关系密切，还是我国第六大致死、致残的主要危险因素。研究表明，年龄大于 40 岁且不吸烟的男性和女性人群，预期平均寿命可能会因患肥胖症而分别减少 5.8 年和 7.1 年。这意味着，肥胖可能会悄悄偷走我们宝贵的生命。

除了身体上的病痛，肥胖还会带来心理问题。因为体型和运动能力的变化，肥胖人群常常会受到社会的歧视，不管是语言上的嘲笑，还是态度上的异样眼光，甚至公众言论的偏见，都会让肥胖的人产生自卑等心理问题。走在大街上，听到别人对自己身材的指指点点，心里肯定不好受。长期这样，就容易出现抑郁、焦虑等精神心理疾病。

如果你也是一位胖友，正在饱受上面提到的疾病的折磨，可以说你并不孤单。目前，全球“胖潮”汹涌：2024 年世界肥胖形势给

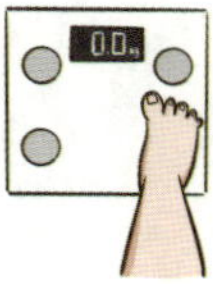

我们敲响了警钟，2020 年全球竟然有 42% 的成人，也就是差不多 22 亿人，都陷入了超重或肥胖的困境。这就好比每 10 个人里，就有 4 个多胖友。根据中国慢性病及其危险因素监测数据，到 2018 年，我国超重和肥胖症患病率已经达到 50.7%，其中超重者占 34.3%，肥胖者占 16.4%。这患病率增长得太猛了，是 2004 年的 3 倍，而且预计到 2030 年，超重和肥胖患者将达到 70.5%，人数逼近 10 亿！

是什么让肥胖症如此猖獗呢？饮食、营养、运动等生活方式的改变，以及社会经济生产模式的转变，都是肥胖患病率逐年上升的主要“帮凶”。现在生活好了，美食到处都是，超加工、高碳水化合物的食物更是随处可见。这些食物就像一个个“甜蜜陷阱”，让我们不知不觉摄入了过多热量。近年来，有学者提出了“碳水化合物 - 胰岛素”模型，为解释肥胖率的迅猛增长提供了新视角。该理论认为，超加工、高碳水化合物食物会让更多热量在脂肪组织中储存，而且还会让我们身体的饥饿感增加，但能量消耗却减少。比如说，有胖友早上喜欢吃一大根油条配大碗豆浆。这样看似吃进去很多，实际上油条作为一种超加工食品，进入身体后，会使身体疯狂囤积脂肪，还会使你没过一会儿就又觉得饿了，是不是很神奇又很无奈？除了饮食，还有很多因素都和超重或肥胖的发病风险有关。农村和城市的生活环境不同，城市里美食形式更丰富，出行更依赖交通工具，肥胖风险相对高些。很多上班族工作时都是坐着不动，出门就坐车，运动量越来越少，热量消耗不掉，自然比体力劳动者更容易变胖。生活作息不规律、经常熬夜的人，身体代谢容易紊乱，也容易发胖。受教育水平和认知水平也有影响，有些人可能不太了解健康饮食和运动的重要性，更容易陷入肥胖的“陷阱”。吸烟、饮酒、合并疾病等因素也会给肥胖症“助力”。

肥胖现在成了全社会的公敌，它不仅影响着我们每个人的健康和生活质量，还对社会的医疗资源造成了巨大的压力。目前，国家层面也启动了“体重管理年”行动，这是一项由国家卫生健康委员会联合 16 个部门于 2024 年 6 月启动的为期 3 年的全民健康行动。它的核心目标是通过一系列措施，提升全民对体重管理的意识和技能，构建覆盖全人群、全生命周期的体重管理网络，从而推动慢性病防治关口前移。2025 年 3 月 9 日，国家卫生健康委员会主任雷海潮在第十四届全国人民代表大会第三次会议民生主题记者会上表示，实施“体重管理年”3 年行动，普及健康生活方式。作为普通百姓，这也许就是一个改变自己体型的好契机。为了自己，为了家人，为了社会，一起行动起来，和肥胖症说“拜拜”！（张洁）

02 /　体重调控的“零件”：基因与环境

相信各位胖友在漫漫减肥路上，或多或少都思考过一个问题：我难道天生就这么胖吗？如果家庭成员多人肥胖，是否考虑遗传因素？其实大家的思考不无道理。在探寻肥胖原因的过程中，基因与环境的相互作用成为科学界关注的焦点。对于普通人来说，深入了解它们之间的关系，对于揭开肥胖的神秘面纱、制订有效的预防和干预策略具有至关重要的意义。人体如一台精密复杂的机器，而基因则是这台机器中不可或缺的核心部件。肥胖基因并非单一的个体，而是一个庞大的“家族”，它们广泛参与能量代谢、脂肪储存、体重控制等关键生理过程。早在 20 世纪中叶，科学家们就开始意识到基因在肥胖发生中的潜在作用，通过对家族遗传模式的观察发现，肥胖往往在家族中呈现聚集现象，一些家庭中的成员更容易出现体重超标问题。随着分子生物学技术的飞速发展，研究人员得以深入基因层面，试图找出那些在肥胖个体中表现出更多突变的基因。

在这个庞大的肥胖基因“家族联盟”里，脂肪和肥胖相关基因（FTO 基因）绝对是“明星成员”。2007 年，来自英国牛津大学的科学家团队，首次发现了 FTO 基因与肥胖之间的关联。研究人员发现，FTO 基因的某些变异与 BMI 的攀升有着千丝万缕的联系，就像被无形的线紧紧捆绑在一起。携带该变异基因的人，身体仿佛被切换到了“节能模式”，能量代谢的速度变得异常缓慢，就像一辆老旧的汽车，即使加了同样多的油，也跑不出应有的速度，吃进去的热量还没来得及被充分消耗，就迅速转化为脂肪，堆积在身体的各个角落。更糟糕的是，FTO 变异基因还会“暗中搞破坏”，干扰大脑中与食欲相关的信号传递，让人变成“饥饿的永动机”，对高热量食物的渴望如同熊熊烈火，难以熄灭。别人面对美食可能只是“心动一下”，而他们却像被美食施了魔法，完全无法抗拒，控制不住想要大快朵颐。研究数据显示，携带特定 FTO 变异基因的人，肥胖风险直接飙升 20%~30%，这个概率就像一场原本胜负难料的比赛，他们不幸站在了更可能失败的一方。

同样，黑皮素受体 4 基因（MC4R 基因）也在体重调控这场“战役”中占据着关键高地，发挥着举足轻重的作用。它就像大脑中一位精明能干的“智能管家”，手中握着调节食欲和能量平衡的“金钥匙”。然而，一旦 MC4R 基因发生突变，就如同“管家”突然失去了理智，“钥匙”也不知道被扔到了哪里。此时，大脑就像陷入了一片迷雾，无法准确判断身体是“能量满满”还是“急需补充”，导致食欲彻底失控。在临床上，许多患有严重早发性肥胖的儿童，就像被命运按下了“快

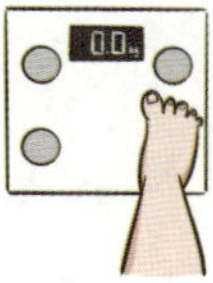

速增重键”，其罪魁祸首往往就是 MC4R 基因突变。这些孩子从幼年时期开始，就对食物表现出难以抑制的渴望，仿佛永远都吃不饱，体重也如同坐了火箭一般，飞速增长。由此可见，MC4R 基因在体重控制领域的重要性。

但如果把肥胖单纯归咎于基因，那就大错特错了，环境因素在肥胖的形成过程中同样起着至关重要的作用。事实上，肥胖并非基因或环境单方面作用的结果，而是基因与环境相互影响、共同作用的产物。环境因素如同一种具有调节功能的机制，能够对基因的表达产生影响，进而改变基因对体重的调控作用。

对于携带肥胖相关变异基因的个体而言，环境因素的影响尤为显著。在一个健康饮食普及、运动设施完备且居民普遍热爱运动的环境中，即便个体携带着肥胖相关基因，也可以通过采取健康的生活方式，在一定程度上抵消基因带来的肥胖风险。以北欧国家为例，当地政府积极推动健康饮食教育，同时大力建设各类运动场所。在这样的环境里，尽管部分人群携带 FTO 变异基因，但由于受到环境的影响，肥胖发生率并未显著上升。这表明，适宜的环境能够对基因的影响起到一定的抑制作用。相反，在高热量食物充斥、人们生活方式趋于久坐的环境中，即使个体的基因并不具有肥胖倾向，也容易因不良的生活习惯而导致体重增加。在城市生活中，快餐文化盛行，高糖、高脂肪、高热量的食物随处可得，同时人们的工作和生活越来越依赖电子设备，体力活动大幅减少。这种不利于维持健康体重的环境，无论个体的基因背景如何，都增加了肥胖发生的可能性。一项针对双胞胎的长期追踪研究进一步证实了环境因素的重要性。同卵双胞胎具有几乎相同的基因，但由于生活环境和生活习惯的差异，其中一个长期处于不健康环境中发生了肥胖，而另一个保持健康生活方式的则维持了正常体重。这一对比充分显示了环境因素在体重调控中所具有的强大影响力。

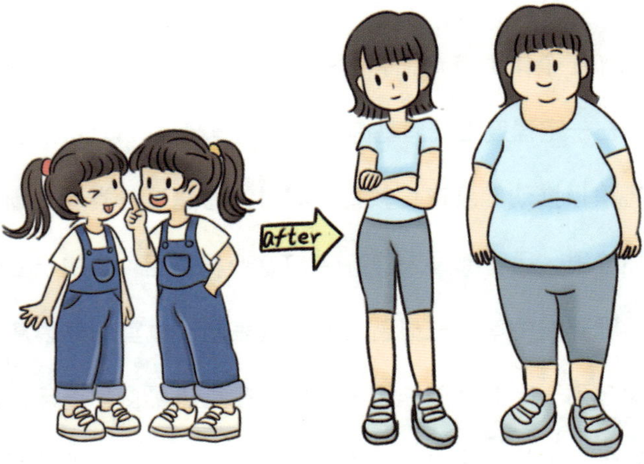

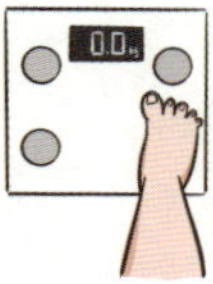

深入阐释基因与环境在肥胖发生过程中的相互作用，对于肥胖的防治工作具有重大的指导意义。基因虽然在体重调控中扮演着重要角色，但环境和生活方式同样具有巨大的影响力。也就是说，对于那些携带肥胖倾向基因的人而言，虽然无法改变自身的基因“出厂设置”，但可以主动出击，改善生活环境，培养健康的生活方式，就像为自己打造一套“防胖铠甲”，将肥胖风险降到最低。只要积极行动起来，无论基因赋予我们怎样的“初始条件”，都能有效预防和控制肥胖，拥抱健康美好的生活，在这场与肥胖的“战争”中赢得最终的胜利。（张洁）

03 / 你真的需要减重吗：打破体重秤背后的迷思

本章的开头，我们已经介绍过，看一个人体型是否健康，最常见且重要的数据就是 BMI。不过，BMI 也不能完全被视作衡量健康体重的“金标准”。它就如同手机信号，即便显示满格，也并不一定意味着你的健康状况同样“满分”。

就拿“泡芙人”小明来说，他身高 175 厘米，体重 70 千克，经计算 BMI 为 22.9 千克 / 平方米，妥妥地处于正常区间。但深入到身体成分层面，他的体脂率却高达 28%。表面上看，小明有着标准身材，可实际上，如同一个小小的泡芙，里面却塞满了奶油一般，大

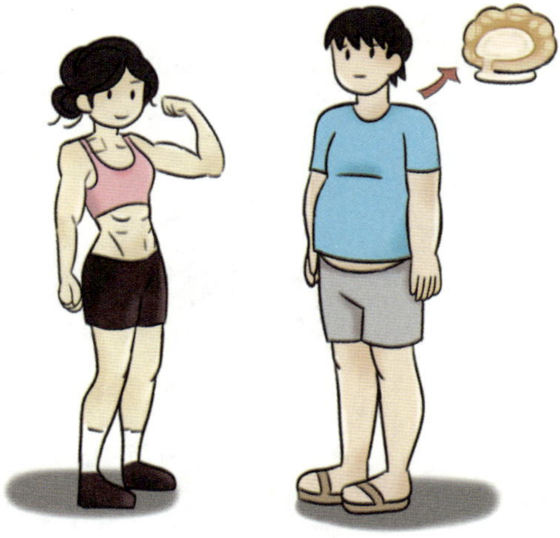

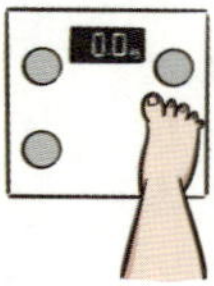

量脂肪也在他的肝脏和血管中悄然堆积，严重威胁着健康。与之形成鲜明对比的是“金刚芭比”小美，她身高 160 厘米，体重 65 千克，BMI 为 25.4 千克 / 平方米，看似已经超标。但小美却有着令人羡慕的 22% 的体脂率，她的肌肉线条清晰可见，身体代谢速度如同高速行驶的列车般高效。这样一对比，谁才是真正的健康典范，不言而喻。由此可见，单纯依赖 BMI 指数来判断健康状况与减重需求，显然是片面的。除了 BMI，我们还必须关注另外两个关键指标——体脂率和腰围。

体脂率堪称身体真正的“验钞机”，能够精准反映身体脂肪在体重中所占的比例。不同性别有着不同的健康体脂率范围：男性的健康体脂率处于 10%~20%。其中，运动员的体脂率低于 15%；对于普通青年男性，体脂率应尽量保持在 20% 以下；对于女性而言，体脂率的正常范围为 18%~28%。那些拥有令人艳羡马甲线的女性，体脂率通常低于 23%。保持适宜的体脂率，不仅关乎身材的美观，更与身体的代谢功能、心血管健康等密切相关。过高或过低的体脂率，都可能引发一系列健康问题。

那么，究竟应该如何测量事关我们身体健康的体脂率呢？以下介绍几种常见的体脂率测量方法：

健身房版——生物电阻抗仪器：这是健身房中较为常见的测量设备，虽然方便快捷，但存在一定误差，误差范围为±3%。为了获取相对准确的数据，建议在早晨空腹状态下进行测量。特别要注意的是，刚喝完奶茶或者剧烈运动后，身体的水分含量和代谢状态发生了改变，此时测量的数据并不准确，千万不要轻信。

医院顶配——双能X线吸收法（DXA）：作为医院采用的高端测量技术，DXA的测量误差极小，小于1%。它的精准度令人惊叹，甚至能精确到告诉你左臂比右臂多50克脂肪。然而，由于设备成本高、操作复杂，这种方法并不适合日常频繁使用。

居家野路子——体脂秤+掐皮褶厚度：对于大多数居家人士来说，体脂秤是较为常用的测量工具。虽然其测量结果的准确性相对较低，但也能为我们提供一个大致的体脂率参考范围。另外，通过掐皮褶厚度的方法，也能在一定程度上估算体脂率。不过，需要注意的是，不要盲目地将自己与健身网红的体脂率数据进行比较。毕竟他们经过长期专业训练，体脂率低得超乎想象也在情理之中，我们普通的减肥"小白"保证自己的体脂率在正常范围内就好。

除了体脂率，腰围也是我们不容忽视的健康指标。这个数字越大，一定程度上就代表着内脏周围堆积的脂肪越多，对内脏功能的影响，以及患心血管疾病、糖尿病等慢性疾病的风险也就越大。拿起软尺测量腰围时，如果发现数值大于某个特定数字，那就要警惕了，因为这意味着你可能已经悄然解锁了“内脏脂肪 VIP 套餐”：如果你是男性，当腰围≥ 90 厘米时就比较危险了，这相当于在腰上缠了整整 5 瓶 2 升可乐的脂肪重量；女性的数字要稍小一些，大约是≥ 85 厘米，这也好比腰间挂着 3 个标准保龄球的重量。这样沉重的负担会给身体带来极大压力：干扰身体正常的代谢功能，导致激素失衡，进而影响整体健康。

综上所述，减重并不完全等同于减脂。很多时候，我们过度关注体重秤上的数字，却忽略了身体真正的健康需求。下次当你再被体重秤上的数字所困扰，感觉自己被“PUA”时，请果断掏出这三件“法宝”：

软尺：用它测量腰围，直观了解内脏脂肪的堆积情况，时刻关注身体健康状况。

体脂率数据：凭借准确的体脂率数据，打破对 BMI 的盲目迷信，从更科学的角度认识自己的身体脂肪含量。

体检报告：体检报告中的血糖、血脂、肝功能等各项指标，是对身体整体健康状况的真实反映。

以这些数据为依据，我们能更全面、准确地评估自身健康状况，而不是仅仅局限于体重秤上的数字。

请务必牢记：你真正需要追求的是身体的健康，而不是体重秤上可能误导你的数字。让我们摒弃对单一数字的盲目执着，以科学、全面的方式关注自身健康，开启健康生活的新篇章。（张洁）

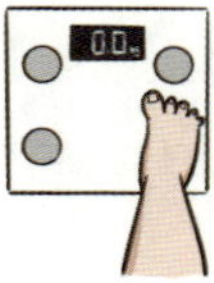

04 / 别急着瘦成闪电：先定个小目标

在这个肥胖率上升、大环境也让人发胖的时代，人人皆兵，而减重就成了一场没有硝烟的战争。但你可别盲目地往前冲，得讲究策略，把这场战斗分成短期、中期和长期目标，一步步地把脂肪君“扫地出门”。俗话说，一口吃不出来个胖子，同样，一下也饿不出来个瘦子，因此减重需要慢慢来。

为什么说减重这件事需要徐徐图之呢？先来给大家讲一个反例吧。前段时间，一位博主在某社交平台上进行了一场堪称“小白鼠实验真人版”的节食减肥尝试，引起了广泛关注。这位博主决定挑战为期 3 天的极端节食计划。在这 3 天里，她严格限制自己的饮食，仅以果蔬汁维持身体运转。效果立竿见影，短短 3 天过后，她惊喜地发现自己的体重暴跌了 2.5 千克。这个显著的成果让她兴奋不已，相关分享瞬间登上热搜，吸引了众多渴望快速减重人群的目光。然而，好景不长，当博主结束节食，选择用一顿火锅来犒劳自己后，她惊恐地发现，自己的体重如同坐火箭般反弹，一下子飙升了 4 千克，而且体脂率也飙升了 35%。她在后续的分享中满是无奈与懊悔，评论区更是哀声一片，网友们纷纷留言：“这肥肉是属弹簧的吗？怎么反弹得这么厉害！”这场看似充满戏剧性的减重经历，背后却有着深刻的科学依据，现实狠狠地给极端节食减重者们打了一记响亮的耳光。

从科学角度来看，当人体进入所谓的“饥荒模式”，即每日摄入的热量低于 800 千卡（1 千卡 =4.184 千焦）时，身体会迅速启动自我保护机制。在这种情况下，基础代谢率会在短短 3 天内暴跌 20%。身体误以为遭遇了食物极度匮乏的困境，于是开始尽可能地保存能量，减少不必要的消耗。这就好比身体主动关停了一座高效的“燃脂电厂”，原本正常运转、积极消耗热量的代谢系统大幅减速，热量消耗能力急剧下降。而在经历极端节食后，身体还会发生更为

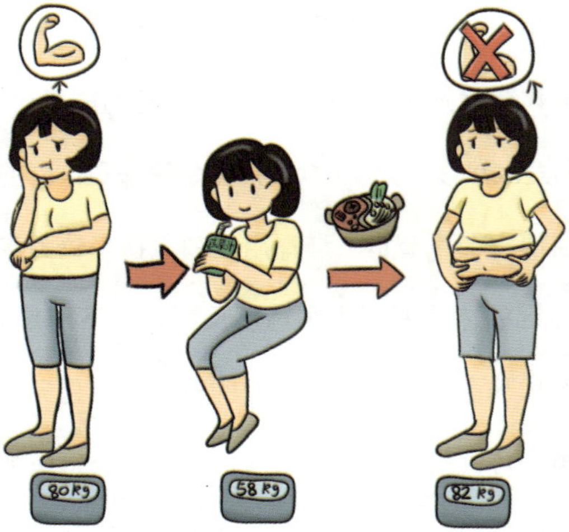

不利于减肥的变化——“脂肪复仇者联盟”的悄然集结。身体由于之前经历了“饥荒”，会产生一种危机感，认为未来可能还会面临食物短缺的情况。因此，一旦恢复进食，身体便会优先将摄入的热量转化为脂肪储存起来，以备不时之需，为可能到来的“灾年”做储备。更为糟糕的是，在这个过程中，肌肉被分解当作燃料来维持身体的基本运转。这就导致了一个令人沮丧的结果：身体逐渐变成了“瘦胖子”，虽然体重可能看起来相对较轻，但体脂率却居高不下，这会导致身体线条不美观，健康风险也随之增加。

这位博主的亲身经历，无疑为众多追求快速减肥的人们敲响了警钟。极端节食或许能在短期内带来体重的下降，但从长远来看，不仅难以实现真正健康的减肥目标，还可能对身体代谢系统造成严重破坏，使减肥之路变得更加艰难。这说明减肥这件事，就像一场漫长的征途，不能头脑一热瞎折腾，得有科学规划，一步一个脚印，通过不断设定“小目标”，把脂肪“斩草除根”，还不伤害自己宝贵的身体代谢系统。

短期目标我们一般建议设定为 1~3 个月。这前 3 个月，就好比给减肥这辆车打着火，慢慢启动。核心原则就是从生活里的小细节入手，通过改变行为习惯，让身体的代谢小宇宙开始燃烧。记住：

饿出来的瘦是泡沫经济，吃出来的瘦才是可持续发展！

首先，要改变运动习惯。可以先从简单的每日步数增量做起：从现在每天走的步数开始算，再加 2000 步，差不多就是溜达 30 分钟的量。别小瞧这 30 分钟，如果每周能凑够 150 分钟这样的中等强度运动，死亡率能降低 15%~20% 呢！就拿上班族来说，早上提前一站下公交车，或者中午趁着午休在公司附近溜达溜达，坚持 3 个月，不仅心肺功能往上涨，藏在肚子里的内脏脂肪也能被消耗掉一些，这就相当于给身体来了个“内部大扫除”。

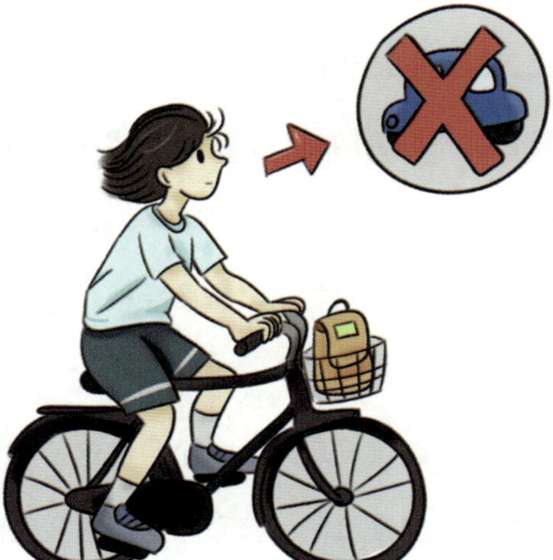

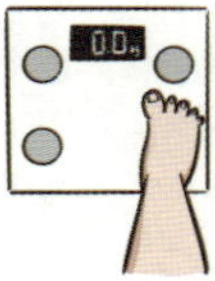

其次，要进行饮食结构调整。吃饭的时候，每餐给自己加 150 克左右的非淀粉类蔬菜，大概就是拳头那么大的一堆。同时，把精制碳水化合物的摄入量减少 20%。研究显示，如果每天蔬菜摄入量能达到 400 克，那么肥胖风险将降低 17%。想象一下，蔬菜就像一群小卫士，进入身体后帮你把肥胖这个“敌人”赶跑。当然“卫士”越多，“敌人”就越少啦。

再次，就是生理指标监测。测晨起空腹体重就是个简单可行的办法。早起的时候体重的波动正常大概在 500 克以内，这小小的波动可是能透露你身体里水分和肌肉的变化呢。要是波动太大，可得反思一下前一天是不是吃喝得猛了。

这里要强调下睡眠和饮水对减肥也至关重要。睡眠是体重管理的隐形调节器，睡眠不足（< 6 小时 / 天）会导致瘦素水平下降 15%~20%，同时饥饿素升高 20%~30%。简单来说，就是会变得更容易饿。研究表明，连续两晚睡眠不足可使每日热量摄入增加 300~500 千卡，相当于多吃一份汉堡套餐。而饮水则是激活代谢的天然催化剂，水分是脂肪酶活性的必需介质，缺水状态下脂肪分解效率降低 10%~15%。饭前 30 分钟饮用 500 毫升水，可使单餐热量摄入减少 13%（75~90 千卡），如果坚持 1 年，就可以使体重少增

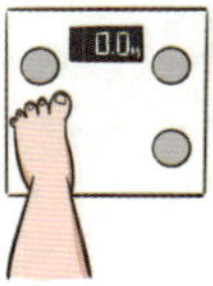

长 1.5~2 千克。一般情况下，成人每天每千克体重需 30~35 毫升饮水量（例如，体重 70 千克者，每日最好饮用 2100~2450 毫升），在运动或高温环境中需增加 500~1000 毫升。睡眠与饮水是减重过程中常被低估的“基石要素”，通过优化睡眠质量及科学补水，可系统性调节代谢、抑制过度摄食。

在本节的最后，还是得给那些急着瘦成闪电的朋友提个醒：要是短期内减肥速度太快，即使不像那位博主一样节食而是靠大量运动，每周减重超过 1 千克的话，身体里宝贵的肌肉可能也不能逃脱被不正常消耗的命运，身体的基础代谢率会跟着下降 5%~10%。这就好比把家里的“耗能大户”关停了，以后想消耗热量就更难了。所以，每周减 0.5~1 千克，才是稳妥的减肥节奏。（张洁）

05 / 体重管理的“持久战”：长期保持好身材的秘诀

上一节中我们说到，单纯追求短期快速减重，绝不可能为我们带来长期稳定的健康体态，我们必须果断摒弃这种短视思维，以更长远的眼光看待体重管理。如果只是在完成某个“小目标”后，就以为万事大吉，重新恢复到从前不健康的生活习惯中，很容易前功尽弃。相关研究数据显示，减重后 1 年的反弹率高达 80%，5 年的体重维持率更是低至不足 5%。看到这里，胖友们也不要害怕，这并不意味着我们的一切努力都是“无用功”。只要精心规划，分阶段稳步推进“减肥大业”，长期保持良好身材的目标并非遥不可及。

在体重管理的初始 1~3 个月，核心任务是为后续的成功减重奠定稳固的饮食和运动基础。我们在上一节中已经介绍了减重短期目标的达成方法，这个时期也是养成良好饮食及运动习惯的基础。当我们达成短期的减重目标后，坚持显得更为重要。

进入 3~6 个月阶段，身体可能已适应前期建立的饮食和运动模式，代谢进入相对稳定状态。此时的关键在于突破这种代谢适应，重新激发身体消耗更多热量的能力。可以采用热量摄入周期化的方法，即 3 天正常饮食后，安排 1 天增加 20% 热量的摄入，打破身体原有的热量平衡，也就是网上常说的“放纵日”。同时，每 4 周更换一次运动模式，调整训练动作顺序，避免身体对固定运动方式产生适应性，从而重新激活代谢活力。

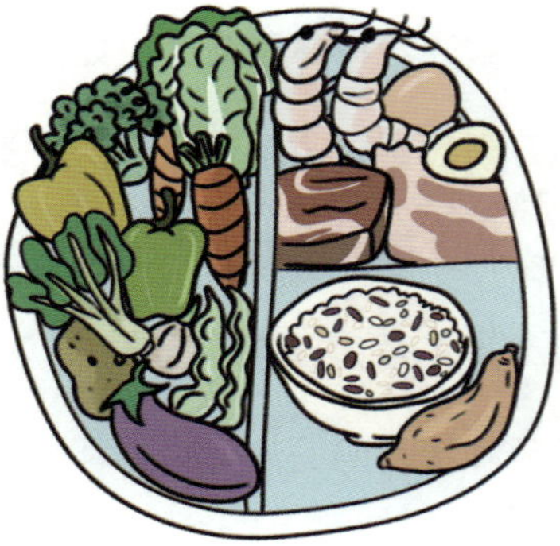

在6~12个月期间，目标是让健康的饮食和运动习惯融入日常生活，成为如同每天起床刷牙般自然而然的行为。比如，逛超市看到零食货架，腿会不自觉地迈向蔬菜水果区；吃饭时，不要对着菜单纠结热量，直接按“211餐盘法”——每餐盛2拳清炒时蔬、1拳白灼虾或水煮蛋这样的优质蛋白，再配上1拳杂粮饭、红薯这类耐饿的主食，其中粗粮至少要占主食量的一大半。就像每天起床顺手拿起牙刷，到了运动时间，身体会主动“喊”你换运动鞋，不用定闹钟提醒，也不用逼着自己咬牙坚持。这些看似简单的条件反射，其实是身体在默默配合你的改变。当健康饮食和运动变成生活本能，就像给体重管理装上了“自动巡航系统”。即使偶尔想吃顿火锅烧烤，也不用担心体重反弹失控，因为你的身体已经习惯了健康生活的节奏，这才是长久保持好身材的秘诀。

保持健康生活方式满 1 年后，接下来的 1~3 年，重点在于构建一个能够有效抵抗体重反弹的生活环境。在厨房中，可将透明零食盒换成不透明的容器，减少零食的视觉诱惑。研究表明，这种视觉暗示方式可使进食量降低 18%。同时，让水果篮占据厨房显眼的位置，取代饼干罐，这样在想吃东西时，更有可能选择健康的水果。在社交场合，掌握巧妙的应酬话术，例如用“我对小麦过敏”替代“我在减肥”，既能避免尴尬，又能合理拒绝高热量食物。还可以将团建活动从传统的火锅局转变为飞盘局，把奶茶会变成普拉提体验课，营造更健康的社交氛围。在办公室，使用升降桌，每小时站立办公 15 分钟，每天就能多消耗 100 千卡热量。在抽屉中进行“战略储备”，用蛋白棒替换巧克力，用无糖茶替代碳酸饮料，使工作环境更有利于体重管理。

3 年之后，相信你已经瘦了许多，也健康了许多。如果还想精益求精，进一步提升身体的代谢水平，可以进行代谢弹性训练，让身体的代谢系统更加灵活。这样，偶尔吃多了或者运动强度改变时，身体代谢也能迅速做出调整，维持良好的体重。

下面我们要谈谈具体“战术”，再教你几个小妙招，助力你打造终身健康体态。

核心战术还是饮食和运动。在饮食方面，我们也提到过，千万不能拼命节食，吃饱吃好才是硬道理。如何吃得健康也有学问，下面先介绍几个实用的小技巧。我们可以按照蔬菜→蛋白质→碳水的顺序进食，例如，先吃200克凉拌菠菜，再摄入蛋白质，最后吃米饭，能使米饭原本高达83的升糖指数降至68。这种进食顺序的变化有助于稳定血糖，减少饥饿感及脂肪堆积。除此之外，餐具的颜色也能影响我们的食欲和进食量，使用蓝色餐具可使进食量减少15%，因为蓝色具有镇静作用，能有效抑制食欲。在选择餐具时，不妨多

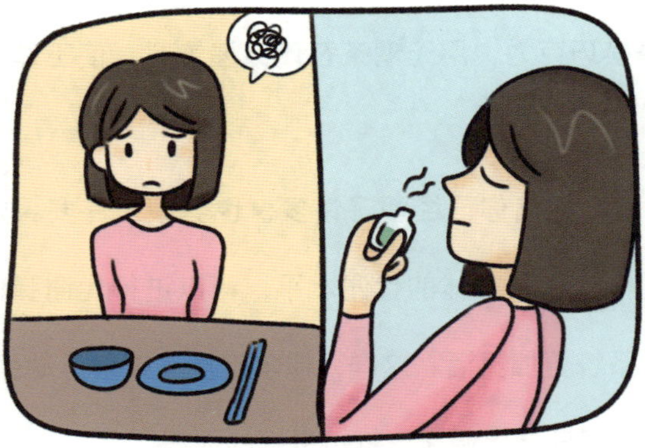

选用蓝色或其他冷色调的餐具。嗅觉调控法也很有效，闻薄荷精油可影响大脑对食物的欲望，尤其是降低对甜食的食欲，当想吃甜食时，就闻一闻薄荷精油吧。还有“20 分钟法则”，它能帮助我们准确区分真正的饥饿和因情绪等因素产生的假性饥饿。当饥饿感来袭时，不要立刻进食，先喝水并等待 20 分钟，60% 的假性饥饿就会自动消退。在运动方面，我们要重视力量训练，因为力量训练可以有效地提高我们的代谢。建议每周进行 2~3 次抗阻训练，像深蹲、硬拉、卧推等经典动作都是很好的选择。对于忙碌的现代人来说，整合碎片化的运动时间其实是个不错的选择。

将减重成果可视化也是激励自己持续减重的好方法。比如每减 1 千克体重，就存 500 元旅行基金，这种方式能使自己直观地看到努力的成果，从心理上极大地激励自己坚持下去。在朋友圈打卡也是不错的选择，每获得 10 个赞，就解锁新运动装备，利用社交平台的互动，将他人的认可转化为继续前进的强大动力。

如今，各种智能工具更是为体重管理提供了极大的便利。饮食 APP 可以通过拍照识别食物热量，误差小于 10%，帮助我们精准掌握饮食热量摄入。可穿戴设备能监测静息心率变异，监测运动中的有效心率，对压力指数进行预警，因为压力也会对体重产生影响。

通过这些智能工具，我们能更科学、更高效地进行体重管理。

体重管理绝非与脂肪的残酷对抗，而是与身体达成和谐的战略共识。当我们学会用肌肉提升代谢、用充足睡眠滋养身体、用科学数据精准导航，最终收获的将不仅仅是令人羡慕的好身材，更是一台能够持续高效运转的“代谢永动机”。请记住，最好的减肥状态，是在不知不觉中，让健康的生活方式成为我们生活的一部分。（张洁）

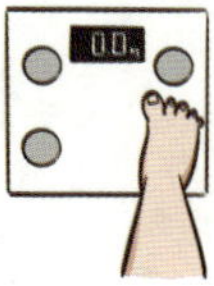

06 /　心理战：减重路上的“心魔”

我们已经总结了许多有关“管住嘴，迈开腿”的减肥公式，可一些胖友们可能还会觉得实操起来难度大，这也许就是因为藏在意识深处的“减肥心魔”会时不时跳出来给你使绊子。下面我们就来深度扒一扒这些“戏精心魔”的套路，顺便解锁高效通关秘籍！

首先出场的是“头号大敌”——情绪化进食。要说减肥路上的“拦路虎”，情绪化进食绝对稳居榜首，堪称防不胜防的“美食刺客”。想象这样一个场景：加班到深夜，电脑屏幕的蓝光刺得眼睛生疼，肚子也跟着咕咕抗议。这时，外卖软件突然精准推送“满 50 减 25”的炸鸡广告，金黄酥脆的炸鸡在屏幕里泛着油光，还没等理智反应过来，手指已经熟练地完成下单。20 分钟后，诱人的炸鸡香味钻进鼻腔，大脑瞬间被多巴胺占领，什么减肥计划、健身目标，通通被抛到九霄云外。这位对手最狡猾的地方，在于它根本不按常理出牌，完全无视肚子是否饥饿。工作压力大时，它会用甜甜的奶茶安慰你；周末独自在家感到孤独时，它会掏出薯片陪你追剧。这些高糖高脂的快乐小炸弹，确实能带来短暂的“人间值得”的错觉，可 3 分钟后，愧疚感就像涨潮的海水，汹涌而来，然而到了第二天，同样的剧情又会循环上演，陷入“吃了后悔，后悔了再吃”的死循环。

想要打败这个心魔，得学会“见招拆招”。首先，和我们之前说过的“20分钟法则”类似，可以准备一个专属的“情绪饮食日记本”。每次嘴馋时，先别急着动筷子，花一分钟记录下当时的心情和场景。坚持一段时间后就会发现，某次“狂炫”蛋糕，其实是因为被领导批评后无处发泄的委屈。下次情绪上头时，别第一时间冲向零食柜，可以先逗逗自己，比如跟着网红手跳一段魔性广场舞。等情绪平复下来，你会惊讶地发现，想吃东西的冲动也跟着消失了。此外，吃饭时不妨慢慢咀嚼每一口食物，细细感受它的香气、口感，这样不仅能品尝到食物的灵魂，还能让大脑及时收到“吃饱了”的信号，有效避免不知不觉吃撑的尴尬情况。

好不容易躲过了情绪化进食的“甜蜜陷阱”，迎面又撞上了“二号对手”——完美主义这个“强迫症监工”。你是否有过这样的经历：原本精心计划了减肥餐，却因为多吃了一块巧克力，瞬间心态崩塌：“完了！今天的减肥计划彻底泡汤，明天再重新开始吧！”这种“全或无”的极端思维模式，就像给减肥之路设置了无数个关卡，只要稍有偏差，就直接宣告失败，被迫重启。但仔细想想，减肥哪有不踩坑的？面对完美主义心魔，我们得学会适当“睁一只眼闭一只眼”，以更包容的心态看待减肥过程。毕竟，减肥是一场漫长的马拉松，而不是短

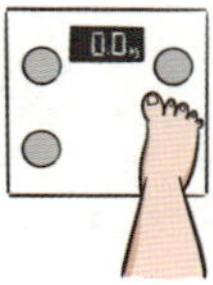

暂的百米冲刺，一时的失误影响不大，心态的稳定才更重要。

在和前两个心魔斗得焦头烂额时，“三号劲敌”——自我否定这个“毒舌杠精”又会冷不丁冒出来添乱。“我天生就是易胖体质，喝水都长肉。”“减肥？这辈子是不可能了”……这些话是不是听起来格外耳熟？它们就像住在大脑里的“黑粉头子”，不管你做出多少努力，总能找到理由打击你。最可怕的是，这种心理暗示多了，你会信以为真，这就是心理学上著名的“自我实现预言”。想要摆脱，就得给大脑来一场彻底的“语言净化运动”，把消极的自我暗示换成积极的话语。比如，将“我减不下来”改成“今天又离目标近了一步”，这就像给大脑安装了一个正能量过滤器，时间久了，心态也会变得更加阳光乐观。还可以把大目标拆解成一个个切实可行的小目标，先从每天早睡早起、喝够 8 杯水这样的小任务开始，每完成一个，就奖励自己一下。加入减肥打卡群也是个不错的办法，和小伙伴们分享经验、互相夸夸，自己的头脑可能也会在别人的带动下，不知不觉地“黑转粉”。

除此之外，“四号心魔”——大脑的“短视症”也会阻挡我们前进的步伐。想象一下，刚出炉的芝士蛋糕摆在面前，浓郁的奶香扑鼻而来，表面还泛着诱人的焦糖色。大脑瞬间开启“真香模式”，什么 3 个月后的马甲线、健康体检报告，通通被抛到脑后。这是因为人类大脑天生偏爱即时满足，这是人的本能。但减肥的效果就像种庄稼，不可能今天播种明天就收获。如果只盯着眼前的快乐，就会错过未来的“丰收季”。想要战胜这个心魔，不妨试试“未来可视化”战术：把理想身材的照片设成手机壁纸，每次想吃垃圾食品时，就盯着照片“望梅止渴”，用对美好未来的憧憬抵抗当下的诱惑。建立“非食物奖励库”也是个好办法，每瘦 500 克，就给自己买束花、看场电影，让大脑知道，除了美食，还有很多值得期待的快乐。

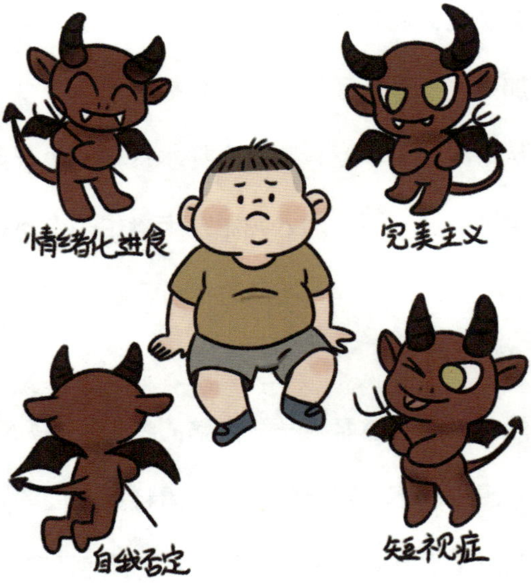

战胜了这四大心魔，还有科学的心理战术能为我们的减肥之路保驾护航，助我们一臂之力。我们可以通过改变对体重的认知来控制日常行为，认知行为疗法就像大脑的“杀毒软件”，通过记录饮食日记，能精准揪出那些不合理的思维和行为。例如，通过观察，你可能会发现自己每次追剧时都会无意识地吃掉一包薯片。找到了这个“病毒”源头，下次再追剧，就提前准备好健康零食，或者干脆把零食柜锁起来，从源头上杜绝不良行为。

习惯重塑则是把健康生活方式刻进 DNA 的“神技能”。可以从改变生活环境入手，把家里的薯片、饼干藏进里面的柜子，把新鲜水果摆在茶几显眼的位置，让健康食物触手可及；从每天多走 100 步开始，慢慢养成运动习惯。当这些行为变成无意识的动作，减肥就会像呼吸一样自然，不再需要刻意坚持。

而社会及同伴的支持，就是组队打怪的“最强辅助”。找个“减肥搭子”，互相打卡、分享食谱，甚至可以搞个有趣的“减肥赌局”，这些行为都有助于坚持减肥。加入专业的减肥社群也很有帮助，在那里也许能得到营养师、心理咨询师的专业帮助，让减肥之路事半功倍。

减肥这场持久战，真正的胜利不是体重秤上的数字，而是学会和自己和解。当你能识破情绪化进食的套路，接受减肥路上的小插曲，用积极的心态面对挑战时，你就已经赢了。记住，每一次克制、每一点进步，都在让你成为更好的自己。这场和心魔的较量，你一定能稳赢！（张洁）

第 2 章

边吃边瘦，吃成健康的瘦子

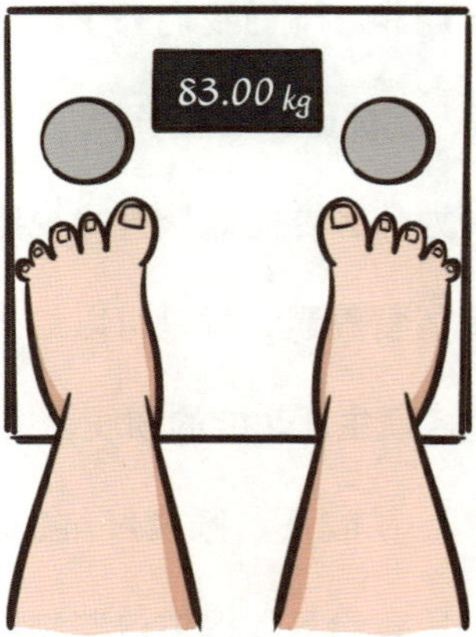

01 / 人体的框架：宏量营养素

在上一章的内容中，我们介绍到，想要减重，关键靠两项内容：吃和动。在下面的章节中，我们就要详细讲述，究竟应该如何吃、如何动。先从吃说起吧！相信很多胖友都有过为减肥而忍饥挨饿的经历，也陷入过“不吃瘦二两、一吃胖三斤”的怪圈，进而埋怨自己体质不行、喝白水都胖……其实这也许就是因为没有吃到对的食物，或者是吃的方法出现了问题。下面我们来了解一下与食物有关的营养知识，让你边吃边瘦，吃成健康的瘦子。

首先让我们从“人为什么要吃饭”开始说起。我们知道，食物的本质就是营养素。所谓营养素，就是可以给人体提供能量、构成组织、修复机体及调节各项生理功能的物质，主要包括碳水化合物、蛋白质、脂类、维生素、矿物质、膳食纤维、水分等。简单来说，进食就像给身体充电，只有给身体提供这些物质，才能保证身体正常运转。我们可以根据身体内需求量的多少，粗略地将除水分外的营养素分为两大类，即宏量营养素与微量营养素。这里面比较特殊的是，膳食纤维既属于碳水化合物，又属于一种单独类别的特殊营养素。

我们先来了解一下三大宏量营养素。如果把人体看作一台精密的机器，那么可以把宏量营养素比作什么呢？

首当其冲的就是碳水化合物，它位列三大宏量营养素之首，如同机器的汽油或电池，为机器提供能量，维持机器运转。我们的身体有很多种方法使自己运转起来，其中大脑首选的供能方式就是利用食物中的碳水化合物分解成的葡萄糖。因此，葡萄糖就顺理成章地成了体内最主要的“电池”。当血液中的葡萄糖浓度太低时，大脑就无法正常工作，所以很多人不吃早饭、节食、低碳水或不吃碳水时，就会出现头晕眼花、无法集中注意力、记忆减退等不适，长期下去甚至可能抑郁。此外，碳水化合物还有节约蛋白质的作用，也就是说，碳水充足时人体不会分解蛋白质来实现供能、调节代谢、维护肠道健康等生理功能。至于蛋白质的重要性，我们一会儿就会提到。可以说碳水化合物就是膳食的基石，几乎所有的食物比如常见的米饭、面条、馒头等主食，水果、蔬菜，牛奶等乳制品都含有碳水化合物，各类膳食指南也推荐碳水化合物摄入量要占到全天膳食总量的 45%~65%。

如果根据糖分子的数量给碳水化合物分个类，它可以被分为单糖、双糖和多糖。单糖和双糖又合称为简单碳水化合物，相对地，多糖也可以叫复杂碳水化合物。下面我们就来简单介绍一下这 3 种糖类。

单糖包括葡萄糖和果糖。换一种通俗的方法来讲，我们在医院测的血糖就是血液里的葡萄糖；水果中的甜味成分是果糖，越成熟的水果含的果糖量越高，所以一般来说越成熟的水果越甜。单糖的缺点就是消化和吸收都比较快，会快速升高血糖，长期大量摄入可能会导致肥胖、糖尿病等不良后果。至于双糖，常见的就是蔗糖、乳糖、麦芽糖。我们平常提及的糖一般指的是蔗糖，它是食物中最常见的糖，白砂糖就是蔗糖的结晶。乳制品中的糖是乳糖，牛奶中含有 4.8% 的乳糖，母乳中则含 7% 的乳糖。乳糖的甜度低，比蔗糖需要更长时间才能消化。所谓“七步之内必有解药”，乳糖之所以会出现在乳制品中，主要是因为它的作用之一就是促进乳制品中的钙和磷被人体吸收。不过也正是因为它在乳制品中含量较高，一部分人由于体内缺乏分解乳糖的乳糖酶，饮用奶类时可能会出现腹泻等症状，我们称之为“乳糖不耐受”。麦芽糖是复杂淀粉分解后的产物，馒头、面包等在口腔中充分咀嚼可产生甜味，这是淀粉被分解成麦芽糖的结果。

多糖是 3 个及以上的单糖分子结合而来的。比较重要的多糖包括淀粉、糖原、膳食纤维等。淀粉是膳食中含量最丰富的多糖，主食、根茎类食物、豆类及大部分蔬菜中都含有淀粉；糖原是一种由人体合成的能量储备物质，主要包括肝糖原和肌糖原，其中肌糖原只能为肌肉供能，大量运动后肌肉酸痛就是肌糖原分解成乳酸后，乳酸堆积所导致的；膳食纤维由于分类特殊，我们将在下一节详细介绍。

说完多糖类，我们再来说说蛋白质。蛋白质是三大供能营养素之一，但比起供能，它更重要的功能是人体组织和构成体内各种生理活性物质，相当于机器的结构材料、金属框架，这是其他两种供能营养素碳水化合物和脂肪都替代不了的。那么它如何帮助我们的身体呢？我们吃进去的肉蛋奶中的蛋白质，通过消化系统的消化吸收，逐渐分解为“零件”——相对小分子的氨基酸，再通过一系列生理活动，在人体里“重新组装”成人体特有的蛋白质，维持成人身体健康，促进儿童生长发育。因此，蛋白质十分重要。对于成年人来说，不分性别和年龄段，每天每千克体重摄入 1~1.5 克蛋白质，对于保障肌肉组织、维持器官正常生理活动及机体功能是最适宜的。

对于减肥人士来说，最好是多摄入一些优质蛋白。什么样的食物蛋白才算优质蛋白呢？我们人体有 8 种氨基酸是不能自身合成的，必须由食物供给，因为它们是我们“必须”摄入的氨基酸，所以称为“必需氨基酸”。是不是很好理解？而且，就像做烘焙时食谱上要写明原料的比例一样，要组成蛋白质，氨基酸也需要有一定的组成比例；就像做蛋糕和做饼干需要用不同比例的面粉、蛋液、糖一样，每种食物都有不同的、专属的氨基酸模式，如果恰巧还与人体蛋白质氨基酸模式接近，这种食物就有利于人体消化和吸收。所以如果某种食物同时满足以上这两种条件——其中的蛋白质含有必需氨基酸，且其氨基酸模式与人体蛋白质类似，那么这种蛋白质就是优质蛋白。优质蛋白来源包括蛋、奶、鱼虾等动物蛋白、大豆蛋白等，尤其是鸡蛋，它的氨基酸模式与人体蛋白最接近，我们在各种实验中都会以鸡蛋作为参考蛋白。因此，吃鸡蛋对身体很有好处。

第三种我们要说的人体必需的宏量营养素是脂肪，它由甘油和脂肪酸构成的甘油三酯组成。甘油很好理解，很多护肤品里都有甘油，但说到脂肪酸，这里讲究就很多了。它可以分为不饱和脂肪酸、饱和脂肪酸及反式脂肪酸，其中不饱和脂肪酸又分为单不饱和脂肪酸、多不饱和脂肪酸两种，它们分别具有不同的作用。是不是已经有些头晕了？别着急，我们一个一个来说。

先说不饱和脂肪酸吧，它是我们人类对抗疾病的好帮手：单不饱和脂肪酸可以降低心血管疾病风险，多不饱和脂肪酸则可以抑制炎症反应。但是，有研究显示，每日摄入 1.5 克的不饱和脂肪酸可降低 15% 的冠心病死亡率，摄入过量反而会促发炎症。看来，不饱和脂肪酸虽好，也不能贪杯呀！同样，饱和脂肪酸在免疫系统、心脏供能等方面也发挥着很大的作用，它主要来源于动物油脂、椰子油，适量摄入对人体十分有好处。当然，过量的饱和脂肪酸会使胆固醇升高，因此世界卫生组织（WHO）建议其摄入量控制在总热量的 10% 以内。反式脂肪酸则是人体的害群之马，是不利于身体健康的，大量摄入反式脂肪酸可使心血管疾病风险提升 21%，死亡率增加 28%，现在多国已经立法限制食品中反式脂肪酸的添加量。油炸及烘焙食品中就含有大量反式脂肪酸，日常饮食要尽量避免摄入，尤其是减肥人士要“敬而远之”。《中国居民膳食指南》推荐脂肪供能占比为 20%~30%，其中饱和脂肪酸小于 10%，反式脂肪酸小于 1%。

那么，脂肪又有什么作用呢？尽管脂肪常被人们误解为“健康杀手”，尤其是很多减肥的朋友，简直谈脂肪而色变，但它在维持生命活动、调节生理功能中却扮演着不可替代的角色。如果说蛋白质是支持我们身体这部机器运转的骨架，那么脂肪就是机器的润滑系统和备用能源。

首先，脂肪可以大量提供能量，每克脂肪提供 9 千卡热量，是碳水化合物和蛋白质的 2.25 倍。人体在静息状态下约 60% 的能量来源于脂肪代谢，长时间运动时脂肪供能比例甚至可达 80%。可以说有了脂肪这部“快充充电宝”，我们就不必担心“耗电”问题了。

其次，脂肪是细胞结构的组成部分，支持细胞功能运转。比如说构成细胞膜基础结构的磷脂双分子层、大脑组织及直接影响反应速度的髓鞘，这些身体的重要结构中都有脂肪的存在。脂肪还可以作为我们下一节要提到的脂溶性维生素的载体，促进它们的吸收，过于低脂的饮食可能导致此类维生素缺乏，引发各种疾病。

此外，脂肪组织还具有内分泌功能，可以分泌瘦素、脂联素等人体必需的激素，还会参与食欲调节和糖代谢等。（颜华英）

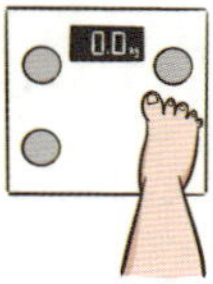

02 / 精巧的关窍与密布的网络：微量营养素、水分

了解了宏量营养素，我们再来认识一下维生素、矿物质、膳食纤维这些微量营养素及水分。顾名思义，所谓“微量”，意思就是体内含量不高，当然需求量也不大；但就像一台机器不能只有大框架和燃料一样，人体对于微量营养素的需求也是必不可少的。

先说维生素。维生素对于维持人体正常生理功能是不可或缺的，就像机器的润滑剂一样，虽然需求量少，但却能让机器顺畅运转。维生素无法由人体合成，必须通过食物摄取，天然食物中的维生素更易吸收，可以通过多样化饮食来均衡摄入。根据溶解性的不同，我们可以把维生素主要分为水溶性维生素及脂溶性维生素两大类。

水溶性维生素包括维生素 C 和 B 族维生素，最大的特点就是易溶于水。正是因为这个特点，所以我们每日摄入的水溶性维生素再多也不会中毒，因为多余的会自动随着我们的尿液排出。但也正因如此，水溶性维生素不会在体内大量储存，因此需要我们有意识地每日补充。摄入水溶性维生素的好处多多：维生素 C 可以增强抵抗力、促进伤口愈合、促进铁吸收，以及合成胶原蛋白用以维持皮肤、血管弹性等，所以维生素 C 缺乏会引起坏血病，表现为牙龈出血、伤口愈合延迟等。这里要提示一下，老百姓常说多吃维生素 C 能增强抵抗力（主要是预防感冒），实际上大量补充维生素 C 并不能预防疾病的发生，但在感冒症状初期补充维生素 C 可以在一定程度上缩短感冒病程。B 族维生素主要包括维生素 B_1、维生素 B_2、维生素 B_3、维生素 B_{12}、叶酸等，它们是人体内能量代谢的好帮手，可以作为催化剂参与各种物质代谢，从而维护神经系统等身体组织的健康。其中，维生素 B_1 缺乏容易得脚气病，维生素 B_2 缺乏可能引发口角炎、舌炎，维生素 B_{12} 和叶酸缺乏会导致贫血。需要注意的是，胎儿的神经管发育与叶酸有很大的关系，因此孕妇需要额外补充叶酸；除此之外，由于维生素 B_{12} 几乎只存在于动物性食物中，因此素食主义者需要额外补充。

再说脂溶性维生素，显然，它们与水溶性维生素的区别就是可以溶于脂肪，因此也可储存在肝脏和脂肪组织中，所以它们不像水溶性维生素一样可以随时排出，而是会在体内积聚，如果长期过量摄入就会中毒。脂溶性维生素包括维生素 A、维生素 D、维生素 E、维生素 K 四种。维生素 A 可以保护视力，维护皮肤健康。我们常说的夜盲症，其原因就是维生素 A 的缺乏。维生素 D 大部分由皮肤经紫外线照射合成，可以促进钙吸收，维持骨骼健康，是体内钙代谢的“指挥官”。要注意了，现代人因防晒过度及室内活动居多，所以普遍缺乏维生素 D，因此，建议大家每天裸露手臂、面部等晒太阳 10~30 分钟，同时检查自己体内维生素 D 的水平，必要时可以使用强化口服制剂补充。此外，孕妇及老年人还需要更多的维生素 D。维生素 E 则有很好的抗氧化作用，还是体内凝血与骨骼健康的“幕后英雄”，可以激活凝血因子，促进骨钙沉积。总的来说，维生素在人体内的含量虽少，但却对代谢有很大的帮助，无愧于“人体润滑油”的称号。

接下来再学习一下矿物质。矿物质也是人体必需的微量营养素，虽然需求量不大，但却像机器的螺丝钉支撑机器运转一样，参与了人体内几乎所有重要的生理活动。矿物质无法由人体自身合成，必须通过食物获取，主要根据我们体内的需求量大小，分为常量元素和微量元素两类。每种矿物质都有独特的作用，比如，钙是骨骼和牙齿的主要成分，对肌肉和神经都有好处，小朋友缺钙会影响骨骼和牙齿的发育，成年人缺钙骨骼会软化，老年人缺钙容易得骨质疏松症。牛奶、豆制品、绿叶菜都是钙很好的来源。磷常与钙搭档强化骨骼，广泛存在于肉类和谷物中。钾和钠像一对“电解质搭档”，共同维持体液平衡和心跳规律。更具体地说，钾能对抗钠的升压作用。多吃香蕉、土豆补钾，少吃咸菜、加工食品控钠，对预防高血压很重要。镁就像我们体内生物酶的“主管”，负责激活我们体内 300 多种酶，参与我们的生命活动。此外，它还能舒缓神经、改善睡眠，主要藏在坚果、全谷物和深绿色蔬菜中。铁我们都很熟悉，我们常说要补铁，就是因为铁负责帮血液运送氧气。没有了铁，人就会出现头晕、乏力等症状。红肉、动物肝脏补铁效率高，如果要从植物中获得铁，搭配维生素 C 吃会更好吸收。锌能增强免疫力、促进伤口愈合，海鲜、瘦肉和南瓜子都是锌的“仓库”，缺锌的时候孩子会表现出个子长得慢、食欲不好或者吃稀奇古怪的东西这样的异食癖症状。碘是甲状腺激素的核心原料，缺碘会导致甲状腺肿大，俗称“大脖子病”，加碘盐、海带能轻松补碘，但过量也会扰乱甲状腺功能。硒有抗氧化、防癌的潜力，巴西坚果、海鲜和鸡蛋中含硒较高。对于现代人而言，常常容易因饮食不均衡出现矿物质紊乱问题，比如吃太多外卖导致钠超标，节食减肥可能缺铁、缺钙等。这里要强调一下，多样化的天然饮食除了能够补充维生素，也是补充矿物质的最佳方式。每天一杯奶、一把坚果、250 克深色蔬菜，少吃重口味加工食品，就能让矿物质这些小家伙为健康保驾护航。

还有一类必不可少的微量营养素就是膳食纤维。膳食纤维也称纤维素，是指在体内不能被小肠消化吸收，但是可以在大肠被部分或全部发酵的一类碳水化合物，包括纤维素、半纤维素、葡聚糖、木质素、抗性淀粉、糊精等。膳食纤维从前明珠蒙尘，没有受到人们的重视，但近些年来随着研究的发展，它的重要性逐步彰显，被发现在人体内发挥着许多作用。例如，膳食纤维可以延缓胃排空，延缓葡萄糖的吸收，从而调节餐后血糖，改善糖尿病患者进食后的血糖水平；同时饱腹感强，可以帮助减少进食量；又能促进胆固醇分解，达到降低胆固醇、降低血脂的目的。此外，人体肠道中有大量的肠道微生物，膳食纤维被肠道微生物酵解后，可以产生益生元、短链脂肪酸这两种对人体有益的物质。益生元能够促进肠道中益生菌的繁殖，而短链脂肪酸则可以为小肠提供间接能量支持，并直接促进结肠细胞增殖与黏膜修复。膳食纤维还可以很好地调节肠道功能，比如促进肠道蠕动、增加排便次数、缩短排便时间、增加粪便含水量等，从而预防便秘、痔疮等疾病。总的来说，膳食纤维的好处不胜枚举，在减重控制饮食期间尤其要注意膳食纤维的充足补充。《中国居民膳食营养素参考摄入量》建议成人每日摄入膳食纤维 25~30 克，主要来源于植物性食物，如谷粒（小麦、大米、燕麦、小米、高粱等）、豆类、蔬菜、水果、坚果等。

最后，我们再来了解一下水分这个特别重要的角色。水分是生命活动所必需的物质，占体重的60%~70%。如果把身体比作一座城市，水就是贯穿全城的“运输网”，它像快递员一样把养分送到每个细胞，又像清洁工一样把体内的代谢废物通过尿液、汗液、粪便等排出体外。此外，水还可以维持体内正常的血压、血容量，帮助维持人体恒定的温度，也可以润滑、保护眼睛、关节、肌肉等。对减重而言，水更是“隐形帮手”。饭前喝一杯水能短暂增加饱腹感，减少正餐食量；水分充足能维持代谢速度，因为缺水时身体会误以为“能源不足”，从而囤积脂肪；运动时多喝水，就像给发动机加冷却液，能帮助燃烧更多热量。《中国居民膳食营养素参考摄入量》推荐水的适宜摄入量为成年男性每天1700毫升，女性每天1500毫升。（颜华英）

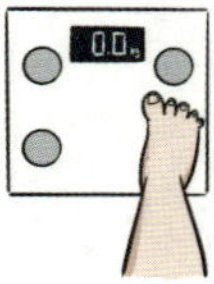

03 / 吃瘦下来的秘诀：制造能量缺口

很多尝试过减肥的朋友都听过这句话：“减肥的尽头是代谢。”那么到底什么是代谢呢？简单来说，代谢其实就是人体内所有化学反应的总称。如果把我们的身体比作 24 小时运转的智能工厂，代谢就是负责全厂能源调度的总工程师。它管理着两大核心部门，一是“加工车间”，也就是体内的分解代谢，负责把吃进去的碳水、脂肪、蛋白质这些“燃料”加工成“能量货币”腺苷三磷酸（ATP），以维持心跳、呼吸、运动这些基础项目正常运转；二是“建造车间”，就是体内的合成代谢，负责用能量和营养素当建材，建造肌肉城堡、加固骨骼地基、生产激素信号，完成身体的日常维护和升级。代谢健康是减肥中最容易被忽视的环节，当代谢系统正常运转时，吃进去的食物会优先变成紧实的肌肉而不是松垮的脂肪；同样，努力减肥时最先被消耗的也会是脂肪，尤其是包裹内脏的“隐形杀手”——内脏脂肪，并且还能尽可能地保留住肌肉。简而言之，健康的代谢会让你拥有“易瘦体质”，不是瘦得最快，而是瘦得最稳、最健康。

如果说人体是 24 小时运转的智能工厂，那么体重管理就是一场精密的能量计算游戏。了解了代谢，我们就能开始计算这场“游戏”了。工厂正常运转需要遵守能量守恒定律，也就是当“燃料入库量”（能量摄入）与“车间消耗量”（能量支出）持平时，“仓库储备”（体重）保持稳定。当消耗量持续大于入库量，“仓库”才会逐步清空库存，体重才会慢慢下降。能量支出包括基础代谢、活动消耗及食物热效应。其中基础代谢就像工厂待机状态的基础耗能，用于维持心跳、呼吸、体温等生命体征，可以理解为每天躺着不动也要消耗的能量，类似于一部充满电的手机待机耗能，占总能量消耗的 60%~70%。活动消耗相当于工厂生产线全速运转时的能耗，包括健身等刻意运动，以及做家务、遛狗等日常活动，占总能量消耗的 20%~30%。食物热效应指的是消化吸收食物本身需要消耗能量，好比物流部门运输原料产生的油耗成本，占总能量消耗的 10%。能量摄入，顾名思义，就是指每天从各种食物中摄入的能量。想要真正“吃瘦”，核心在于让身体产生能量缺口，就像小学的数学题，一个水池既有入水管又有排水管，想要排干净水池里的水，必须让排水管的效率高于入水管。理想减重应该每天制造约 500 千卡的能量缺口（相当于少喝 1 杯奶茶或多骑 40 分钟动感单车）。这个数字可不是凭空得出的，而是大量实验数据精密测算的结果。如果每天减少 500 千卡能量摄入，那么每周可以减少约 0.5 千克纯脂肪，相当于 500 克五花肉的重量，以这个数值减重不会触发身体防御机制，对可持续减重是友好的。

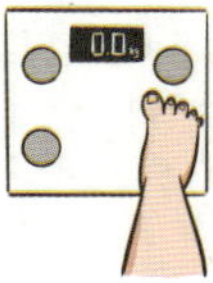

这里要特别强调，减重一定要警惕极端节食的陷阱。在前面一章中我们也提到过极端减肥博主减重 3 天后迅速反弹的例子，这里再简单给大家解释一下极端节食导致反弹的原理。当能量缺口过大时，身体会启动“饥荒应急程序”，你的身体会认为你正在经历饥荒，基础代谢率会自动下降 15%~30%，同时优先分解肌肉供能而不是分解脂肪。此外，食欲激素会分泌紊乱，相当于暴食机关被强制开启，这个时候你会特别难以抵抗地进食，但悲哀的是，这个时候吃进去的食物大部分都被身体疯狂地转变为脂肪储存了下来，因为身体希望你下一次挨饿时能够有足够的脂肪消耗以供能，如此形成恶性循环。

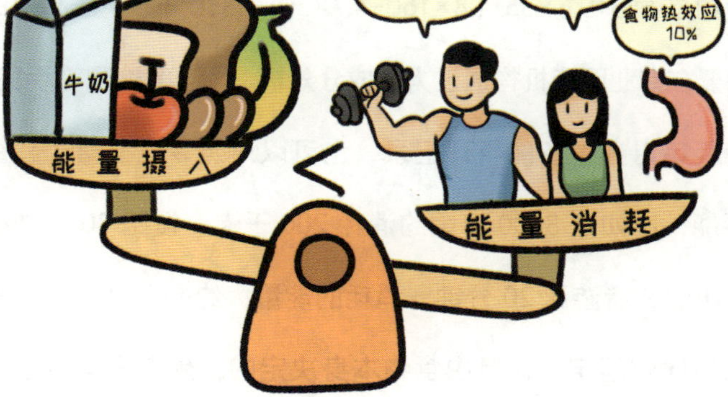
食物摄入
牛奶
能量摄入
<
活动消耗
20%~30%
基础代谢
60%~70%
食物热效应
10%
能量消耗

这就是极端节食导致代谢骤降、肌肉流失、食欲暴增的原因，很多人节食后变成易胖体质就是因为身体经过这一过程，记住了饥荒模式，像惊弓之鸟般囤积脂肪。

弄清楚代谢的概念及能量缺口的必要性后，我们就初步了解了持续减重的基本原理。要做到真正有效减肥，还需按照以下步骤有条不紊地将减重进行到底。

首先，算清你的“能量账本”。分别计算每种能量支出，再与能量摄入的量做比较，就能弄清你每天到底是“能量结余”还是“能量赤字”。先说能量支出，基础代谢可通过公式估算，不同性别公式不同，女性每日基础代谢约等于 655+9.6×体重（千克）+1.8×身高（厘米）−4.7×年龄，男性则是 665+13.8×体重（千克）+5.0×身高（厘米）−6.8×年龄。比如一名 30 岁女性，身高 160 厘米，体重 55 千克，她的基础代谢率大约是 655+9.6×55+1.8×160−4.7×30≈1330 千卡。最准确的基础代谢需要在专业医疗机构通过人体成分分析、代谢率检测等手段获得。活动消耗可以通过智能手环记录，也可以对照专业书籍了解每种活动的耗能，比如走 8000 步大约消耗 200 千卡，慢跑 30 分钟相当于快走 1 小时或者游泳 20 分钟，消耗的能量大约是 250 千卡。食物热效应相对比较固定，这是由食物本身决定的，蛋白质类食物是最难消化的，可以理解为蛋白质最“费电”，比如每消化 100 克鸡胸肉（约含 23 克蛋白质），需消耗约 30 千卡能量；脂肪的消化是最省力的，比如消化 100 千卡能量的牛油果，只需要消耗 2 千卡。对于能量摄入而言，最好的计算方法还是记录每天的饮食，并通过营养学相关软件或者书籍换算能量，如 1 碗米饭约等于 200 千卡，1 个炸鸡腿约等于 350 千卡，1 杯奶茶约等于 300 千卡等。这里要警惕沙拉酱、混合坚果、果蔬干等“隐形热量”的摄入；这些东西看着没有多少热量甚至很健康，实际上如果仔细观察配料表，你就会大吃一惊！所以，如果是成品食物，一定要注意看成分标签，这样就能计算自己吃进去的部分有多少千卡能量。关于如何从食物标签了解摄入的热量，我们会在本章的后面部分进行详细介绍。我们推荐餐前拍照加上餐后记录，这一套“组合拳”比纯靠记忆记录饮食能减少 70% 的误差。

其次，制造“聪明”的能量缺口。能量缺口不必太大，这是我们之前反复强调过的。每日在总能量需求的基础上制造 500 千卡的能量缺口，就能轻松瘦下来。所谓“管住嘴，迈开腿”，就是在饮食上下功夫的同时，也要让身体多消耗能量。试着在每日食谱中减少精米、白面等精制碳水、添加糖及饱和脂肪，增加蛋白质（每千克体重 1.0~2.0 克）和膳食纤维（每日 25~30 克）。食物选择上也可以斟酌一番：用杂粮饭替代白米饭以降低血糖波动，用低脂高蛋白的鸡胸肉替代红烧肉，用无糖希腊酸奶替代冰激凌。运动上，有氧运动能直接燃烧脂肪，力量训练能增肌、提升基础代谢，可以根据自己的情况选择；不过，理想组合还是每周 150 分钟中等强度有氧运动加 2 次力量训练。有关运动的内容，我们会在下一章中详细介绍，胖友们不要心急。

最后，激活“代谢引擎”——提高基础代谢率。如果把身体比作混合动力车，那么基础代谢率就是这辆车的“怠速油耗”。这是因为肌肉组织就像高性能的 V6 发动机，即使停着不动也在持续耗能。肌肉是代谢的“燃料库”，每千克肌肉日均消耗 13 千卡，相当于站着办公 1 小时消耗的热量，所以提高肌肉量是提高代谢率的关键。那么怎样提高肌肉量呢？一是饮食上要保证优质蛋白质的摄入，可以按 1.2~1.8 克 / 千克体重计算，比如一个体重为 60 千克的成人，每日蛋白质需要量是 72~108 克。不过，蛋白质摄入也不能超过每千克体重 2 克，不然肾脏代谢就会出问题。二是加强哑铃、弹力带等阻抗性训练。如果长期只做有氧运动，身体就会像长期低挡位行驶一样，损耗肌肉零件。

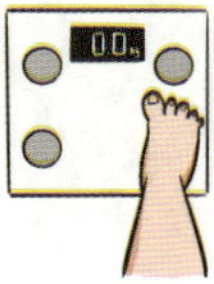

总而言之，减重是“代谢升级”而非“热量惩罚”，真正的“吃瘦”是让身体从“储能模式”转向“耗能模式”，通过均衡营养、适度运动和规律作息，将基础代谢率提升 10%~15%（相当于每日多消耗 200~300 千卡），搭配每日 500 千卡左右的能量缺口，每月至少可健康减重 1~2 千克。请记住，减肥不是冲刺跑，而是终身维护代谢健康的马拉松——吃对、动巧、睡得饱，才是可持续的瘦身之道。（颜华英）

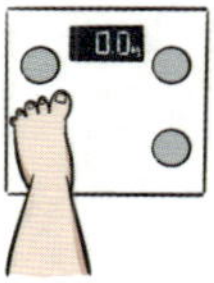

04 / 吃对的秘诀：科学减重膳食模式

在认识了代谢、明白了能量缺口的概念后，每个胖友都需要为自己选择一个既能瘦下去又不损害身体健康的膳食模式，通俗来讲，就是定下来每天吃多少、怎么吃。下面为大家介绍几种常见的膳食模式。

限能量膳食模式（CRD）是一种主要通过减少每日总热量摄入，迫使身体消耗储存的脂肪和糖原，实现减重的膳食模式。推荐在能量需要量的基础上，每天减少 500~1000 千卡（男性每日摄入 1200~1400 千卡，女性每日摄入 1000~1200 千卡）或减少需要量的 1/3，同时使碳水化合物、蛋白质、脂肪分别占总能量的 50%~60%、15%~20%、20%~30%。这是一种均衡膳食模式，简单来说，一日三餐正常吃，每餐少吃 1/3，保证谷物、肉、蛋、奶、蔬菜都有进食就可以了。这种方法安全、经济，不管你有没有高脂血症、糖尿病等基础疾病，也不管多大年龄，都可以选择这种模式；同样，减重维持期的人也可以长期按这种模式进食。这里附上一个 1200 千卡食谱供大家参考：

早餐	25 克燕麦或 200 克玉米或 200 克红薯，一个鸡蛋，250 毫升脱脂纯牛奶，补充复合维生素剂 加餐水果 200 克
午餐 **晚餐**	均为 50 克主食，肉或豆类 75 克，蔬菜 250 克，植物油 10 克

高蛋白膳食模式（HPD），顾名思义，其最显著的特点就是提高了食谱中的蛋白质比例（1.5~2.0 克 / 千克体重），利用蛋白质代谢耗能高、饱腹感强的特点促进减重。在实际操作中，每日蛋白质需要占总热量的 20%~30%，优先选择瘦肉、鱼虾、豆类等优质蛋白。建议适量补充高纯度蛋白粉来提高蛋白摄入，因为毕竟没有任何一种肉只有蛋白质，吃肉在提高蛋白摄入的同时也会使脂肪等其他物质的摄入量剧增。这种方法短期减肥效果非常显著，适用于各脏器功能正常且希望快速实现减重目标的胖友，也非常适合 2 型糖尿病患者改善血糖，不过在选用这种方法前最好进行肝肾功能的化验检查。如果你是一个健康的年轻人，那么强烈建议你选择这种膳食模式。这里同样附上一个 1300 千卡，且含有 100 克蛋白质的高蛋白食谱：

早餐	25 克燕麦或 200 克玉米或 200 克红薯，一个鸡蛋，250 毫升脱脂纯牛奶，补充复合维生素剂及 10 克纤维素 加餐水果 200 克
午餐	25 克主食，肉或豆类 75 克，蔬菜 250 克，植物油 8 克 加餐乳清蛋白粉 25 克
晚餐	25 克主食，肉或豆类 75 克，蔬菜 250 克，植物油 8 克 加餐 25 克蛋白粉，10 克纤维素

低碳水化合物膳食（LCD）模式也是一种控制特定食物所占比例的膳食方法，指的是在每日膳食中减少碳水化合物供能比（≤ 40%），

增加脂肪和蛋白质摄入，促使身体进入“燃脂模式”。近年来火热的“生酮饮食”就是 LCD 的一种，碳水化合物供能比低至 5%~10%，不超过 20%。研究发现，这种饮食方法有助于减轻炎症，降低血压和心血管疾病的发生风险，也适用于超重或肥胖的 2 型糖尿病患者短期控糖。但这种方法不如高蛋白膳食模式可持续性强，长期坚持可能导致营养失衡、酸中毒、代谢紊乱等不良后果。减肥需要打持久战，从营养学的角度来说，我们不推荐通过这种膳食模式减肥，若要使用，也应该在医生的指导下进行。

间歇性断食模式（IER）是在指定的时间段内禁食或摄入极低能量，以此来减少总热量摄入并调节代谢的方法，也就是当下大火的“轻断食”减肥模式。

常用的 IER 方式		
隔日禁食法（每 24 小时轮流禁食）	“4+3”禁食法或“5+2”禁食法（非连续的每周禁食 2~3 天）	“16+8”禁食法（每天 8 小时进食、16 小时空腹）

从可持续坚持的角度，建议大家选择“5+2”和“16+8”两种方法。

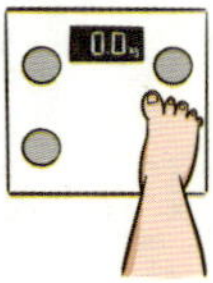

“5+2”禁食法	
每周选择不连续的两天只吃极低能量的食物，其余 5 天不必刻意节食、正常吃能量需要量的饮食。	
男性	**女性**
断食日一般一日摄入 600 千卡，大约是主食 50 克、肉或豆类 50 克、鸡蛋 1 个、酸奶 100 克、蔬菜 250 克、水果 150 克	一日摄入 500 千卡，包括主食 25 克、肉或豆类 50 克、鸡蛋 1 个、酸奶 100 克、蔬菜 250 克、水果 150 克

“16+8”禁食法
每天进食时间控制在 8 小时以内，其余 16 小时除了水不吃食物。比如早上 8 点吃早餐，那么晚餐需要在下午 4 点前完成，4 点以后到第二天 8 点间保持空腹。要注意 8 小时内吃的是正常需要量的饮食，并不是可以钻这个空子，敞开了肚子随便吃。这种模式适合超重成人，也可用于减重后维持体重的生活管理。

如果你平常是个一顿不吃就难受心慌的人，那么“16+8”比“5+2”更适合你。当然啦，孕产妇、患有慢性疾病的人群，以及患有严重胃部疾病的人群还是不建议贸然尝试“轻断食”。

低升糖指数膳食模式与食物自身的性质，也就是血糖生成指数（GI）有关。这个指数是一种反映食物引起人体血糖升高程度的指标。一般认为，GI 小于 55 的食物是低 GI 食物，比如全谷物、新鲜蔬菜、牛奶、豆浆、豆类（扁豆、大豆等）、芋头等。选择 GI 值≤ 55 的食物可以减缓血糖波动，增强饱腹感，减少脂肪堆积，因此所有减肥人士都应该长期选择低 GI 值的食物。不过有些反常识的是，同一食物在不同状态下 GI 不同，加工越精细的食物往往 GI 越高，越容易发胖；另外，部分食物虽然低 GI，但热量却很高，如牛油果等，这些食物也不宜在减肥期间食用。当然了，你的体重遵循“能量守恒定律”，如果每餐不控制进食量，即使吃的全是低 GI 指数的食物，也一样会发胖。

下面再简单带大家了解一下国家食养指南中举例的几种膳食模式。地中海膳食是源自地中海沿岸国家的传统饮食模式，以植物性食物为主，包括大量的蔬菜、水果、全谷物、豆类、坚果，提倡以橄榄油为食用油，食用适量鱼类、禽类、乳制品和红酒，少吃红肉和加工食品。这种饮食模式的特点是摄入膳食纤维、不饱和脂肪酸和抗氧化物质特别多，所以它能够显著降低心血管疾病、糖尿病的发生风险，还能改善代谢健康，延缓认知衰退。科学验证这种方法对于控制体重、延长寿命很有好处，且食材多样、易于实践，是国际公认的健康饮食典范。终止高血压膳食（DASH 膳食）强调高钾、高钙、高纤维摄入，以此达到防治高血压的目的。它推荐每日食用 5 份蔬菜水果、全谷物和低脂乳制品，适量补充鱼类、禽类及豆类，限制红肉、加工食品、甜饮料及盐的摄入。DASH 膳食可以显著降低

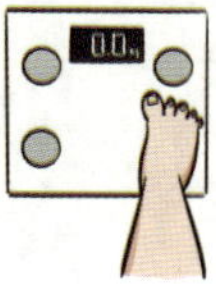

血压，还能降低心血管疾病的发生风险，尤其适合高血压及肥胖人群，在循证医学中很被受推崇。东方传统膳食模式则根植于中国饮食文化，倡导“五谷为养，五菜为充”，以谷物为主食（比如糙米、小米等粗粮），搭配丰富的蔬菜（每日 300~500 克）、豆制品和适量鱼禽蛋类，低盐低脂、荤素均衡，善用药食同源食材（如山药健脾胃、黑木耳调血脂）。这种方法更贴近国人的饮食习惯，对于慢性病风险的降低也很有帮助，同时还有食材易获取、烹饪灵活等优点，是可持续的“中式健康餐盘”，尤其适合中老年及“三高”人群长期坚持。

总之，无论选择哪种模式，都需要记住，减重科学饮食的核心是“个性化”与“平衡”。保证营养全面，并配合运动，肯定不会出错。如果各位胖友自己还是拿不准到底怎么吃，可以走进专业的医疗机构，就诊于减重门诊，量身定制个性化饮食及运动处方，边吃边瘦，科学减重。（颜华英）

05 / 选对食材：减脂餐的第一步

确定好适合自己的膳食模式后，就可以制订食谱，购买食材，开始自己做纯手工无添加的减脂餐了。所谓“巧妇难为无米之炊”，买对食材是制作减脂餐的关键一步，让我们分门别类地好好学习一下。

首先介绍主食篇，这里有句顺口溜可以帮助大家掌握诀窍：“主食地位不可抛，分量恰当把握好，精制米面需减少，全谷粗粮营养高。”在我国这个粮食大国，以米面为主的饮食模式已沿袭千年，谷薯类是我们每日能量的主要来源，也是多种微量营养素和膳食纤维的良好来源。《中国居民膳食指南》建议成年人每人每天吃谷类200~300克+薯类50~100克（相当于15~35克大米）。减重期间可适当减少谷薯类摄入，但不要低于100克，否则大脑供能不足、情绪焦虑、月经紊乱这些健康“黄灯”可能就会闪烁起来！

谷类包括小麦、稻米、玉米、高粱等及其制品，如米饭、馒头、烙饼、面包、饼干、麦片等。这么多的类别，我们究竟吃哪种谷物比较好呢？大家都知道，减重期间要适当多吃粗粮。所谓的粗粮就是除了精米、白面外的谷类及豆类，也就是全谷物和杂豆类。全谷物就是未经过加工，保留了全部成分的天然谷物，包括完整的胚乳、胚芽与麸皮，如糙米、黑米、燕麦、荞麦、大麦、玉米、小米、青稞、高粱米、藜麦、薏米等。杂豆类是指除大豆以外的其他豆类，如红小豆、绿豆、芸豆、鹰嘴豆等。这些主食就属于前边提到的低血糖生成指数食物，它们的膳食纤维、维生素（尤其是 B 族）、矿物质（铁、镁、锌、硒）含量均较高，还含有相当多的抗氧化物质（如多酚、类黄酮），可以用于延缓衰老。不过，全谷物虽然是好东西，但也不是吃得越多越好。之前有个好学的阿姨了解了全谷物的优点后，每天三顿都只吃粗粮，不久胃口就不好受了，还时不时地肚子疼，这就是吃多了粗粮导致的。我们建议主食还是要粗细搭配，每日谷薯类、杂豆类占主食的 1/3~1/2，其余部分安排精米、白面。此外，高油高糖的主食一定要戒掉，比如油条、鸡蛋灌饼、手抓饼、蛋糕、饼干、薯条、方便面等，这类食物能量高，饱和脂肪酸、反式脂肪酸含量高，血糖生成指数也高，这些都是我们说过的极不利于减重的因素。

接下来我们再看看蔬菜怎么选择。减重过程中推荐多吃蔬菜，蔬菜富含微量元素、膳食纤维和植物化合物，它们能量低、饱腹感强，对于减重非常有利；同时，吃蔬菜还有通便、控糖、抗氧化的好处。尤其是新鲜应季的蔬菜，水分含量高、营养丰富、味道鲜美，要优先选择。颜色比较深的蔬菜也是非常好的选项，它们与浅色的蔬菜相比营养价值更高，比如菠菜、油菜等深绿色蔬菜，胡萝卜、番茄、彩椒等橙黄色蔬菜，红苋菜、紫甘蓝等红紫黑色蔬菜等。推荐每天吃蔬菜 300~500 克，其中至少一半应该是深色蔬菜。嫩茎、叶、花菜类、根菜类、鲜豆类、茄果瓜菜类、葱蒜类、菌藻类、水生蔬菜类等这些也属于蔬菜，能够变换蔬菜种类进行食用是最好的，而且尽量每日达到 3~5 种。有一点需要特别提醒，淀粉含量高的蔬菜要顶替掉部分减重食谱中的主食份额，如山药、藕、芋头、南瓜等，所以尽量少吃这类蔬菜，或者干脆把它们当主食吃。

说完了蔬菜，我们再来看看水果。水果多种多样，包括仁果、浆果、核果、柑橘类、瓜果、热带水果等。虽然我们都说吃水果非常健康，但是水果的含糖量毕竟要比蔬菜高，并且水果里的蔗糖、果糖都易于吸收，是减重期间的“天然甜点”，所以减重期间水果量必须控制，每天 200~350 克最佳。并且还要注意，最好选择西瓜、柠檬、草莓、樱桃、橙子、梨、桃、李子、柚子等这样的低糖水果，它们每 100 克的含糖量都低于 10 克。芒果、榴莲、火龙果这样的高能量热带水果就需要暂时放弃了。此外，牙齿健康的话水果最好直接吃，不要榨成果汁喝，榨汁一是控制不好水果的摄入量，二是破坏了水果里丰富的膳食纤维、维生素、微量元素等，不利于健康减重。

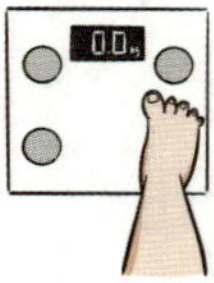

下面为大家介绍蛋白质类食物，也就是鱼、肉、蛋、奶、豆制品怎么选择。这里也有一句顺口溜帮助大家记忆：“每天蛋奶不能少，红肉白肉交替搞，豆类时常来报到，加工肉类快扔掉。”很大一部分胖友认为要减肥就是要清淡饮食，就是“只吃草不吃肉”，可谓谈肉色变，仿佛一吃肉自己就要长肉了，而且长的都是肥肉。其实这是个误区，之前介绍的各种减重膳食模式都强调了减肥必须保证充足蛋白质的供给，而蛋白质绝大部分都来源于肉类，所以我们还是要“无肉不欢”的。减重期间只是不能吃高脂肪的肉类，比如鸡爪、猪蹄、猪头肉等。前边我们已经说过，蛋、奶、鱼、虾等动物蛋白质及大豆蛋白都是优质蛋白，《中国居民膳食指南》推荐鱼、禽、蛋类和瘦肉平均每天摄入 120~200 克，每周最好吃鱼 2 次或 300~500 克。鱼、禽属于白肉，脂肪含量相对低一些；牛、羊、猪属于红肉，脂肪含量相对稍高，但同时也富含铁。减重期间建议红肉、白肉换着吃，红肉可以选择脂肪含量低的部分，如猪里脊、牛里脊、猪腿肉等精瘦肉。蛋类包括各类禽蛋及蛋类加工制品，它们的营养价值很高，尤其是鸡蛋，每天最好都能食用 1 个。有的人不喜欢吃蛋黄，这种饮食习惯对我们的健康很不友好。蛋黄含有丰富的胆碱、卵磷脂、维生素 A、锌、B 族维生素等营养成分，无论对多大年龄的人都有健康益处。至于奶类和豆类，它们是被鼓励多摄入的食物，据统计，我国奶制品摄入量一直较低，每天最好摄入至少相当于 300 克鲜奶的奶类及奶制品。吃豆类的话，每天吃 50 克豆腐干的量就可以了，食用常见的豆类制品如豆腐、豆浆、豆腐干、千张等都是可以的。至于最后一句顺口溜，说的是加工肉类盐含量、亚硝酸盐含量都较高，会增加消化道癌症、心脑血管疾病的发生风险，所以一定要控制食用量。

最后，关于食物选择，回答一下胖友们经常关注的两个问题。一个问题是，脱脂奶比全脂奶更好吗？答案是并不尽然。全脂奶中脂溶性维生素及共轭亚油酸更丰富，尤其是共轭亚油酸，还有一定的抗癌作用，并且现有研究证明，正常饮用全脂奶不会升高血脂及体重。所以不减肥的时候当然是喝全脂奶，在减肥过程中，可以选用脱脂奶，也可以饮用低脂奶，如果接受不了没有油脂的寡淡奶味，全脂奶也不是什么“洪水猛兽”。另一个问题是，燕麦片到底适不适合减肥？燕麦本身其实是非常好的食物，它属于全谷物，所以它的营养价值高，蛋白质比较多，膳食纤维多；比较亮眼的是，燕麦中还有 β-葡聚糖这种物质，它有降血脂、降血糖、增加饱腹感、促进排便的功效，所以对于减肥是很有益处的。但现在市场上的燕麦产品可能会有很多额外的添加成分，所以买燕麦片的时候要关注配料表，一定要选取配料只有燕麦，不添加盐、油、糖的。有条件的，最好选择需要自己煮熟的燕麦米、生燕麦片，这些肯定都是100%燕麦。至于即食燕麦或速食燕麦，它们经过熟制，部分糊化可能会导致血糖反应较高，因此不建议在减重期间食用。（李悦）

06 / 烹调油、调料、饮品：为减脂餐增色

现在，减重食谱所需的食材已经备好，接下来，我们将学习如何挑选适合烹饪的油、调料，以及确定每日适宜饮用的饮品。

首先是烹调油的选择，油是烹饪美食时必不可少的原料，但也要适量才好。《中国居民膳食指南》推荐成年人平均每天烹调油摄入不超过 25~30 克，减肥过程中更是要减少烹调用油，一般不超过 20 克。烹调油指的是各种动植物油，其中植物油包括花生油、大豆油、菜籽油、葵花籽油等，动物油包括猪油、牛油、黄油等。尽管种类不同，但每种油都是饱和脂肪酸、单不饱和脂肪酸和多不饱和脂肪酸的混合物，只是不同种类油三者的比例不同。之前有个广告语中老提到调和油黄金比例为 1∶1∶1，其实说的就是食用油里单不饱和脂肪、多不饱和脂肪和饱和脂肪的比例，可见这 3 种脂肪比例均衡的油更适合平时食用，比如菜籽油、花生油、芝麻油等。食用过多的饱和脂肪酸可能会增加心血管疾病的发生风险，所以像动物油、椰子油、棕榈油这种饱和脂肪酸比例较高的油，我们还是要少吃。至于不饱和脂肪酸，本章一开始我们就提到过，不饱和脂肪酸又分为单不饱和脂肪酸和多不饱和脂肪酸两类，其中多不饱和脂肪酸对心血管健康有一定益处。因此，我们也可以食用一些多不饱和脂肪酸所占比

例较多的油，例如玉米油、大豆油、葵花籽油等。但需要注意的是，多不饱和脂肪酸也分类别，比如 Ω-6 多不饱和脂肪酸与促发炎症有关，但 Ω-3 多不饱和脂肪酸却有一定的抗炎作用，后者多存在于深海鱼类、坚果和豆制品中，饮食中可以适当增加。还有一种现代人关注得比较多的油就是橄榄油，这种油的单不饱和脂肪酸比例非常高，所以对心血管健康很有益处，有很多临床试验已经证实了这一点。老年人和本身有血脂异常的人群吃橄榄油是非常好的。

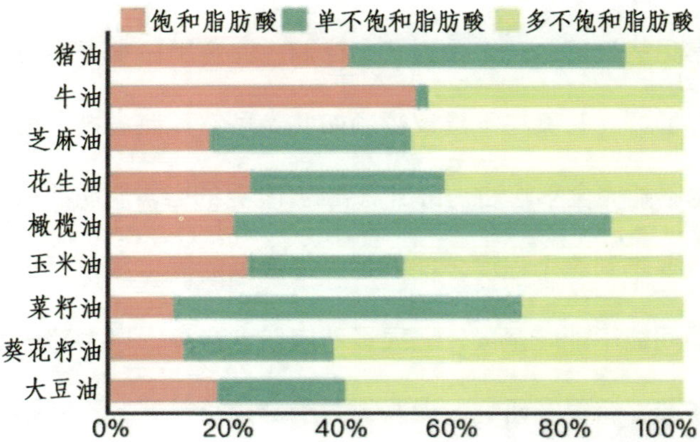

当然，生活中我们也不可能只吃“黄金调和比例”的油，所以最好还是各种油换着吃以达到平衡。但是饱和脂肪酸含量过高的油，减重期间还是要适当舍弃的。另外，经常下厨的胖友们都知道，不同烹调方式适合用不同的油，比如花生油、橄榄油等适合炒菜，大豆油、玉米油等适合炖煮，亚麻籽油、核桃油、芝麻油适合凉拌，所以可以用经常更换烹饪方式的办法来维持摄入油脂的均衡。还有一点需要注意，室温液态的植物油在高温油炸的过程中会产生一定量的反式脂肪，而反式脂肪对人体是有害无利的，所以尽量避免油炸这种烹调方式；这个内容我们在前面讲脂肪的时候也提到过，这里就不赘述了。

既然说到油脂的摄入，胖友们可能会格外担心，这里就列出两个大家常见的疑问。一个是为了少吃油，完全用白水煮菜的烹饪方法是不是最好？答案是不建议顿顿如此。虽然其他食物中也含有脂肪，但也不能完全不吃油，每日需要约 10 克的必需脂肪酸来供给人体，至少要吃到这个程度才能满足人体最低的需求量。另一个问题是减肥期间能不能吃坚果？坚果虽然脂肪含量高，但大部分都是不饱和脂肪酸，有很多研究发现坚果对于健康有益处，不减肥人群建议每周摄入 70 克。不过减肥人群还是尽量少吃，每天可以吃 10~15 克，而且尽量选择原味坚果，不要有油炸、糖衣和盐焗这些做法。

我们再来看看怎么选调料吧。首先是烹饪必不可少的盐，我国居民食盐用量普遍较高，尤其北方人口味重，盐吃得更多。但吃多了盐却有很多危害：盐吃得多的人更容易得高血压等心脑血管疾病，而且在减肥期间还会刺激食欲、导致水肿、促进胰岛素分泌从而导致脂肪堆积。但盐不吃不行，吃多了也不好，到底吃多少合适呢？推荐成年人平均每天食盐量不超过 5 克。5 克盐差不多就是一个啤酒瓶盖的量，建议初期减肥者准备一个特定的盐勺来测量。除了食用盐外，还有好多高盐调料也要注意，比如 10 毫升酱油含盐 1.5 克、10 毫升蚝油含盐 1 克，做菜时要综合考虑它们的添加量。腌制品、熏干制品、罐头、加工肉类等含盐量都很高，建议减肥期间不吃这类食物。长期重口味的人无法一下子接受低盐饮食是很正常的，有一些小技巧可以帮助大家“无痛减盐”：一是烹调时可以尝试尽可能保留食材的天然味道，蔬菜的鲜甜、肉类的鲜美也许可以让你忘记高盐带来的味觉体验；二是通过不同味道的调节来减少对咸味的依赖也是一种好方法，比如醋、花椒、八角、辣椒、葱、姜、蒜等，这些调味品一样可以为我们的食物增色；三是做菜时可以等到快出锅时或关火后再加盐，这样能够在保持同样咸度的情况下，减少食盐用量。

最后再说一下饮品怎么选择，简单来说就是“白水绝佳没商量，茶与咖啡要适量，代糖饮料少品尝，含糖饮品全戒光”。水是一切生命活动必需的物质，在减重过程中，饮水更是重中之重，间断喝水可以增强饱腹感，足量饮水还能带走体内的代谢废物，推荐每天至少喝 1500 毫升，减脂期的胖友可以喝到 2500 毫升。

很多胖友会问：能不能喝茶代替喝水？咖啡行不行？代糖饮料行不行？白水当然是最好的，如果觉得没有味道，可以在水中加入 1~2 片新鲜柠檬片、3~4 片薄荷叶等，增加水的色彩和味道。茶是很好的饮品，绿茶、乌龙茶、红茶、黑茶等都有一定的降低血脂、抗氧化的效果，可以替代部分白水。但更推荐自己泡淡茶水，如果购买市面上的瓶装茶饮料，就尽量选择无糖无添加的。咖啡有提升能量消耗、抑制脂肪积累、降低体重的效果，但要适量饮用，并且最好选择不加奶精、糖精、奶油的黑咖啡。代糖饮料就是含特定甜味剂的饮料，比如阿斯巴甜、三氯蔗糖、木糖醇等。由于几乎不含能量，受到很多减肥人士的青睐，现有一些研究表明，与含蔗糖饮料相比，代糖饮料确实有助于减重，但长期饮用安全性没有保障，因为代糖可能会增加肥胖者的胰岛素抵抗、改变正常肠道菌群的构成，所以还是能不喝就不喝。（李悦）

07 / 生活中饮食小技巧：让减重事半功倍

减重并非一朝一夕就能实现，而是一场需要长期坚持的“持久战”。因此，把减重融入日常生活，调整日常习惯，让健康理念深深扎根于生活的每一处至关重要。在执行减重计划的过程中，掌握一些实用小技巧，能极大提升减重效果，达到事半功倍的效果。

首先是烹饪方法这个问题，我们刚刚说过，只是白水煮菜对健康没有好处，需要变着花样来。在众多烹饪方式里，蒸、煮、炒、炖、涮、拌、烤是减重期间的首选，这些方法能最大程度地保留食材的营养成分，且不易增加过多能量。其次是煎，而油炸则要坚决避免。同时，烹饪时间不宜过长，否则营养素损耗增多，不利于减重目标的实现。此外，处理肉类时，烹饪前先去皮或剔除肥肉，能大幅减少脂肪摄入。在调味料的使用上，不妨多用柠檬汁、醋、香草、葱、姜、蒜等天然调味料，既能增添食物风味，又不会使能量过高。新型烹饪工具在减重烹饪中堪称得力助手。例如，喷油壶和不粘锅能精准控制烹调油用量，减少油脂摄入。烤箱和空气炸锅可以完美替代油炸、油煎，在做出美味的同时，还能规避高温产生的有害物质。要是遇到多油的菜肴，可以让吸油纸大显身手，轻松吸去多余油脂。

其次是吃饭方法也是一门学问。一是一日三餐要定时定量，两餐间隔以 4~6 小时为佳。切不可为了减重而不吃某顿饭，这种做法会扰乱身体基础代谢，反而不利于长期减重。用餐时长也有讲究，早餐建议用时 15~20 分钟，午餐、晚餐则为 20~30 分钟。二是吃饭时要细嚼慢咽，营造轻松、愉快的进餐氛围，并且要专注用餐，不要边吃边看电视或玩手机，这些都是对控制进食量很有帮助的方法。三是改变吃饭顺序对控制能量摄入效果显著，建议先喝汤，再吃蔬菜，快速增加饱腹感，接着吃富含蛋白质的肉类，最后吃主食，这样便能更好地控制主食摄入量，防止碳水化合物摄入过多转化为脂肪储存起来。四是还可以将大盘子、大碗换成小号餐具，从视觉上让食物看起来分量更足，有助于减少进食量。小巧可爱的餐具还能提升用餐的仪式感，使你更专注于食物本身。

学会看食品标签也是一个很实用的技巧。预包装食品虽然不如自己做饭吃健康，但它方便啊！没有工夫做饭，又要考虑减脂，这个时候就可以在看标签上下点功夫了。市面上很多预包装食品都会用“0 糖”“非油炸”“纯天然”等标语吸引眼球，但它们到底是不是表里如一，就需要食品标签来说话了。食品标签主要包括配料表、营养成分表、营养声称三部分。配料表是说明食品是由哪些原料制成的，按照“用料量递减”原则列出食品原料、辅料、食品添加剂等，

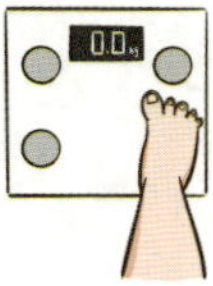

也就是谁多谁就在前面，比如全麦面包的配料表第一位应该是全麦粉而不是小麦粉，牛奶的配料表第一位应该是生牛乳而不是水或者乳粉等。一般配料表越简单越好，如果我们发现食品配料表特别长，内容都是些不太懂的词，这样的食品就得考虑一下值不值得买了。减重人士选购食品时如果在配料表里看到下列字眼，建议尽可能还是对这种食物“敬而远之”：添加糖类，例如白砂糖、蔗糖、红糖、果葡糖浆、麦芽糖浆、葡萄糖浆、糖蜜、蜂蜜、浓缩果汁、葡萄糖等；反式脂肪酸，例如代可可脂、植物奶油、植物黄油、人造黄油、氢化油植物油（氢化棕榈油、氢化大豆油、氢化椰子油等）、起酥油、人造奶油、植脂末、植物酥性油等；高盐，例如亚硝酸钠（肉类防腐剂）、苯甲酸钠（一种防腐剂）、谷氨酸钠（味精）等。

营养成分表是预包装食品标签上采用三列表形式标示的营养成分含量表，说明每 100 克（或每 100 毫升）食品提供的能量，以及蛋白质、脂肪、饱和脂肪、碳水化合物、糖、钠等营养成分的含量值及其占营养素参考值的百分比。营养素参考值（NRV）是根据中国居民膳食营养素参考摄入量制订的，为了简便，食品标签上的营养参考值是不分年龄、性别、体力劳动情况的，所以大家可以将其作为大概的参考。每日能量摄入参考值为 8400 千焦（2000 千卡），蛋白质为 60 克，脂肪为 60 克，碳水化合物为 200 克。需要注意的是，营养成分表的“能量”一栏可能会以每 100 克、每份、每 50 克等不同计量单位表示，一定要看清楚。能量的计量单位一般是千焦，1 千卡 =4.184 千焦，可以用千焦数除以 4.184 得到千卡数，也可以用营养素参考值加上百分号后再乘以 2000 来计算。还要特别注意，成分表中标“0”的位置并不代表食品里完全没有这项物质，因为国家标准规定，当食品中某营养成分含量低到了其摄入量对人体健康无实际意义的程度时，即可标示为“0”。比如反式脂肪酸，如果在食品中≤ 0.3 克 /100 克（毫升）即可标“0”。世界卫生组织推荐反式脂肪酸每日的摄入量应小于 2 克，而且越少越好。如果某种糕点中每 100 克含有反式脂肪酸 0.3 克，那么在营养成分表上就可以标出“0 克反式脂肪”，假如一个人一天吃了 500 克这种糕点，其实就已经摄入了 1.5 克反式脂肪，有可能对健康产生不良影响，一定要小心——还是要控制摄入量哦！

营养声称是对营养成分含量水平高或低、有或无的说明。这些内容也不完全是商家打的广告，是有实际意义、受到监管的：如果食品中某种营养素达到了一定标准，预包装食品就可以作出某种营养素的来源或含有、高或富含，或低含量、无或不含的含量声称，如高钙、低脂、无糖等；或者与同类食品相比的优势特点，比如增加了膳食纤维，

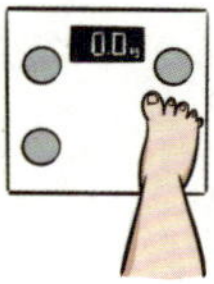

或减少了盐的用量等。下次看到有营养声称的产品，可以驻足浏览一下营养成分表，看看它是不是果真高钙低糖。

可能有胖友要说了，我是学生党或者租房党，我所处的环境甚至连预包装熟食都没法加热，只能点外卖、吃食堂，这样也可以减脂吗？其实只要有心，吃外卖、食堂也可以吃得健康低脂。下面为大家奉上超实用的减重期外卖点餐秘籍，在享受便捷的同时，还能达成能量控制与营养均衡的目标。一是遵循膳食模式，精准点餐。在点外卖或者食堂挑选餐食时，务必铭记自己的减重膳食模式，清楚了解日常主食、肉类、蔬菜，以及油脂的合理摄入量和适宜食材。点餐时，理想搭配是一份杂粮主食、一份优质肉类和一份蔬菜。例如，一份去皮白切鸡搭配清炒时蔬与糙米饭，这样的组合兼顾了蛋白质、膳食纤维与复合碳水化合物的摄入，营养丰富且能量可控。二是巧妙处理，降低油盐摄入量。外卖和食堂的菜品普遍存在油盐添加过量的现象，对此，我们可以准备一碗清水，在食用菜品前，将其在水中涮洗一下，这一简单操作能有效去除部分附着的油脂和盐分，减少不必要的能量与钠摄入。注意，前面我们也提到过，浓稠的酱汁通常含有极高的能量与盐分，所以点外卖时一定要避免。比如在点沙拉时，就可以备注让商家用油醋汁或柠檬汁替换高能量的沙拉酱。

三是自备蔬菜，弥补营养短板。考虑外卖餐食往往存在蔬菜量不足的情况，不妨自备一些可生食蔬菜，如黄瓜、番茄、生菜等。这些蔬菜可以在食用外卖时搭配着吃，从而有效平衡膳食中的蔬菜摄入，确保每日膳食纤维、维生素和矿物质的充足摄取。

希望以上这些技巧可以助你在减重的道路上一路顺畅，轻松攻克各个难关，顺利迈向成功减重的彼岸。（李悦）

第3章

动起来，瘦得更快

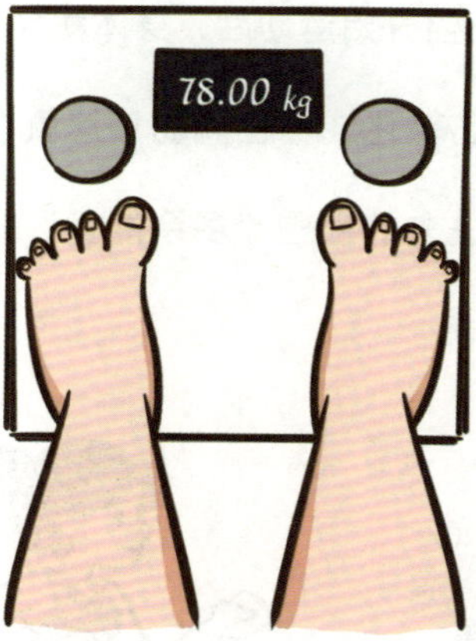

01 / 运动与减重：动一动，瘦一瘦

在减重的漫漫长路上，运动是极为关键的一环。不要低估了运动的重要性，它不是简单的热量消耗战，而是一场充满成就感的身体升级之旅。首先，我们来说说运动和脂肪之间的代谢关系。身上的肥肉确实让人烦恼，但脂肪也分好几种，像白色脂肪，喜欢将多余的能量存起来，是减肥路上的“绊脚石”；而棕色脂肪能产生热量，是减肥的“好帮手”。当开始运动后，身体就会开启一场神奇的“变身魔法”，将白色脂肪转化成棕色脂肪！这就意味着，运动不仅能直接消耗热量，把吃进去的那些“多余能量”消耗掉，还能让脂肪细胞“改邪归正”，把“坏脂肪”变成“好脂肪”。

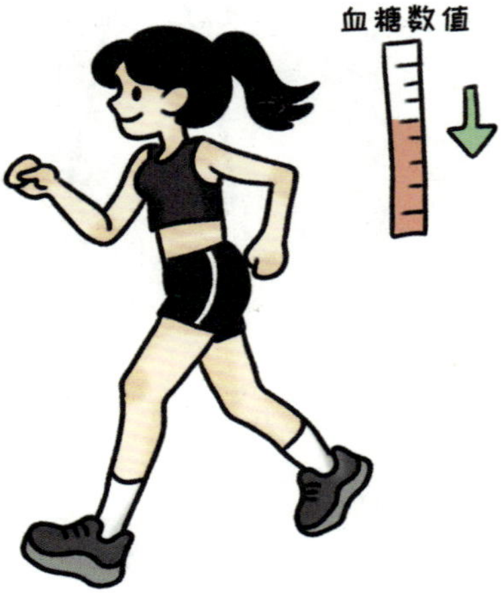

更奇妙的是，运动对那些脂肪肝、糖尿病、高血压患者来说，简直是“免费特效药”。血糖高了？饭后快走30分钟，血糖上升趋势得到有效抑制；血压不稳？

每天 30 分钟快走，血管弹性慢慢恢复。运动从来没有白吃的苦，你每多走的 2000 步，多跑的 2 千米，多做的每一组下蹲，都像是给身体的代谢系统打了“升级补丁”，让你能更高效地消耗热量，重塑健康的代谢基因。

对于运动减肥，相信大家还有不少顾虑和疑惑，在系统地介绍科学运动方法之前，先为大家解答一下常见的问题。

运动时间有讲究吗？其实不同时间段运动，减重效果并没有特别明显的差别，什么时候方便就什么时候动起来！不过，如果你是糖尿病患者，运动时间的选择则需要特别注意。饭后 30~60 分钟，血糖就像刚发动的过山车一样蹭蹭往上升，这时候去运动，就好比给血糖踩了刹车，能防止血糖升得太猛，减少血糖波动，对控制病情大有帮助。还有些朋友睡眠不太好，晚上运动完，大脑皮层会持续兴奋一段时间，要是运动结束得太晚，躺在床上翻来覆去睡不着的滋味可不好受，或者即使睡着了也会影响睡眠质量，第二天整个人都没精神，反而影响减肥计划。所以，有睡眠问题的朋友，把运动安排在上午或者中午，就不用担心影响睡眠啦。

出汗越多，减重效果越好吗？是不是好多人都这么认为？可别被汗水“骗”啦！出汗多少和环境温度、穿的衣服透不透气关系特别大。有时候运动完出了一身汗，体重秤上的数字降了，你以为减肥成功了？这只是个假象，实际上是身体里的水分流失了，喝几口水体重就又回来了。我们真正要关注的是运动时累不累，以及运动了多长时间。注意，如果你运动时出汗多，还需要少量多次地勤喝水。这是因为出汗太多会导致循环血量减少，为了维持能量和氧气供应，心跳会代偿性地加快。换句话说，同样的运动强度，你的心率会比之前快很多，减肥效果自然也大打折扣。

运动时间越长、强度越大，效果越好吗？运动不是搬砖，拼时长和强度可能适得其反。给大家举个例子，慢跑 1 小时，这属于中等强度运动，能消耗 200 千卡热量，其中 70% 的热量都是脂肪在“燃烧”；要是进行高强度运动，只跑 20 分钟，虽然能消耗 300 千卡热量，但脂肪供能仅占 30%。而且过度运动，身体可吃不消！超负荷运动后，身体就像被折腾坏的机器，会出现严重的炎症反应，得花很长时间才能恢复过来。相比之下，进行中低强度运动时身体负担较小，可以天天进行。也就是说如果进行中等强度运动，一周可以运动 7 天，一共消耗 1400 千卡；而高强度的运动一周只可以进行 3~4 天，一共消耗 900~1200 千卡。从长远考虑，中等强度的运动更适合减重人群。还有一点需要提醒大家，运动强度越大，受伤的风险也越高，万一不小心受伤了，不仅减肥计划得搁置，还得忍受身体的疼痛，得不偿失！所以，开始运动前，得找到适合自己的运动强度和运动时长，这样才能稳稳地打好“减肥持久战”。

有氧运动30分钟以上才燃脂吗？这也是个流传很广的“谣言”。真相是，从运动开始的那一刻起，脂肪就开始燃烧了，只是随着运动强度和时间的变化，它燃烧的比例不一样。脂肪消耗的绝对值和运动强度之间的关系就像一条抛物线。在某个特定强度下，脂肪消耗达到最大值，这个强度就是我们常说的“燃脂阈”。在燃脂阈附近运动，减肥效果最好！那么怎么找到自己的燃脂阈呢？专业的方法是在医院进行心肺运动试验，通过仪器获取精准的燃脂阈；也可以通过年龄和静息心率估算一下，后面章节将详细介绍估算方法。

运动完我会变成“金刚芭比”吗？别慌！增肌比减重难多了！那些健身达人在舞台上展示的完美肌肉线条，背后付出了太多努力。他们每周要进行2~3次高强度力量训练，还得保证充足的蛋白质摄入，给肌肉生长提供“营养”，而且体脂率要很低，比如女性得在20%以下才行。更扎心的是，要是停止训练，练出来的肌肉还会慢慢“消失”。因此，普通人日常做力量训练，只会使身体变得更紧致、线条更好看，根本不用担心练成“肌肉猛女”。所以，放心大胆地运动吧！

运动很累了，可以吃一点好的犒劳一下自己吗？实际情况是，慢跑 1 小时消耗的热量仅相当于 1 个汉堡。和一顿大餐比起来，运动消耗的这点热量简直是“小巫见大巫”。所以，千万别把运动当成随意饮食的“筹码”，“七分吃三分练”才是减肥的黄金法则。不过，运动有个隐形福利！规律运动能刺激大脑分泌多巴胺，这种“快乐激素”带来的幸福感等同于吃到一块美味的蛋糕，让人心情愉悦。大家不妨多试试不同的运动，找到自己喜欢的项目，将运动融入日常生活。这样，减肥就不再是痛苦的任务，而是一种健康的生活方式。

（李英）

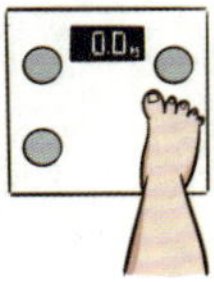

02 / 有氧vs无氧：哪种更适合你

在减肥这场“持久战”里，选择适合自己的运动方式至关重要！这一节我们来聊一聊运动时身体主要供能方式——有氧和无氧供能系统，帮你搞清楚哪种运动更适合自己。当你开始运动时，身体的供能系统就像一个智能的能源分配器，会根据运动强度和时长自动匹配相应的供能形式及比例。在进行中低强度运动时，比如快走或轻松地骑自行车，身体主要依赖有氧系统分解脂肪和糖来提供能量，这个过程就像细水长流，平稳持久，适合长时间运动。当运动强度持续加大，超过了身体的摄氧能力，无氧酵解系统会接管，这时候主要通过分解糖来供能。这种供能方式速度快，但持续时间短，而且还会产生乳酸，使肌肉酸胀。下面给大家详细对比一下有氧运动和无氧运动：

	有氧运动	无氧运动
即时反应	微微出汗，可正常说话	大量出汗，呼吸急促，无法正常交流
典型运动	快走、骑自行车	冲刺跑、剧烈跑跳
恢复周期	6~12 小时（可每天进行）	48~72 小时（需要间隔训练）
身体变化	减脂，改善血压，提高心肺耐力	快速提高心肺功能，突破减重平台期
运动风险	低	较高，需进行专业评估

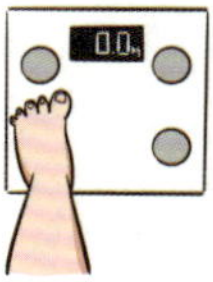

有氧运动是减重过程中的基础。它主要通过分解脂肪达到减重的效果。常见的有氧运动包括快走、慢跑、骑自行车、游泳等。这些运动不仅能帮助燃烧脂肪，还能改善心肺功能，降低血压，提高整体健康水平。想象一下，你每天坚持快走 30 分钟，一个月后你会发现，不仅体重有所下降，连爬楼梯都不再气喘吁吁了。这就是有氧运动的魔力，它让身体逐渐适应运动强度，使心肺功能得到提升。这意味着，随着时间的推移，你能在相同心率下完成更高强度的运动，消耗更多的热量。

当你已经坚持有氧运动一段时间，身体已经习惯了你的运动强度，体重稳定在一个数字，不再下降，也就是我们常说的“平台期”时——无氧运动可以成为突破瓶颈的关键。无氧运动通过高强度的训练，快速提高心肺功能，突破减重平台期，帮助你继续取得进展。常见的无氧运动包括冲刺跑、剧烈的跳跃训练等。无氧运动不仅能提高心肺功能，还能增加肌肉含量。肌肉含量越高，基础代谢率就越高，这意味着即使在休息时，身体也能消耗更多的热量。想象一下，即使你坐在沙发上追剧，身体消耗的热量也能比之前增加，这就是无氧运动带来的好处。

有胖友会说，我每天上班、上学都很忙，没有那么多时间进行运动怎么办？那么推荐你进行高强度间歇训练（HIIT），这是一种十分高效的运动形式。HIIT 通过交替进行高强度和低强度运动，能在短时间内达到与 60 分钟慢跑相当的能量消耗效果。例如，你可以先进行简短的热身，然后全力冲刺 30 秒，接着快走 30 秒，循环 10~15 次，大约 20 分钟就能完成一次高效的有氧运动。如果你某一天日程安排比较紧凑，只有 20 分钟的闲暇时间，但又不想放弃运动，这时候 HIIT 就是你的“救星”。它不仅能高效燃烧脂肪，还能在运动后持续提高代谢率，使你在接下来的几个小时里继续消耗热量。这种“后燃效应”是 HIIT 的一大优势。

除此之外，力量训练也可以帮助提升代谢率。力量训练作为无氧运动的一种，对减重和塑形具有重要作用。肌肉含量越高，基础代谢率越高，消耗的热量越多。此外，肌肉含量的增加能让身材变好，整体看起来更匀称、更健康。想象一下，你坚持进行力量训练一个月后，站在镜子前会发现，虽然体重可能没降多少，但肌肉却更加紧致，线条也更加流畅。比起只做有氧运动带来的单纯脂肪的减少，这样似乎也不错。

这里给大家一个小建议：在进行力量训练时，最好优先选择功能性训练，这些训练更贴近日常生活动作，能有效提高身体的稳定性和灵活性，缓解因久坐不动带来的腰酸背痛。例如，下蹲和分腿蹲是实用性很强的训练动作，而相比之下，绑着配重的踢腿训练则实用性较低。常见的功能性训练包括：

肩关节灵活性训练：如推肩、肩关节拉伸等。

肩胛骨稳定性训练：如四点支撑、推瑜伽球等。

核心稳定性训练：如平板支撑、死虫式等。

骨盆稳定性训练：如臀桥、单腿站等。

髋关节灵活性训练：如青蛙趴、深蹲等。

膝关节稳定性训练：如单腿蹲、单腿硬拉等。

踝关节灵活性训练：如踝关节背屈训练、踮脚尖等。

足趾功能训练：如足趾抓地、足趾伸展等。

在进行下肢训练时，一定要加入单腿训练，因为我们走路、跑步、跳跃时，都以单腿发力为主。此外，最好加入一些上下肢和核心肌群的联动训练，使全身肌肉均衡发展。

在做力量训练的同时，给大家推荐一个锻炼组合：把力量训练与有氧运动结合起来。力量训练和有氧运动的结合能产生协同效应，提升整体运动效果，使身体能力得到螺旋式上升。力量训练能提高有氧运动的效果，使有氧运动更加轻松，从而在相同心率下完成更

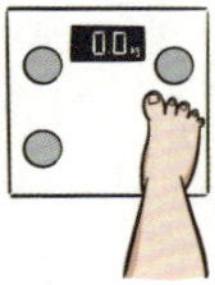

高强度的训练，消耗更多热量。例如，增强臀腿肌肉力量可以使你在跑步时脚步更加轻松，这样在同样的配速下心率会明显降低。反过来，有氧运动能提升心肺耐力，使力量训练时的身体得以摄取更多氧气，从而举起更重的重量，完成更多的重复次数，进一步改善肌肉功能。

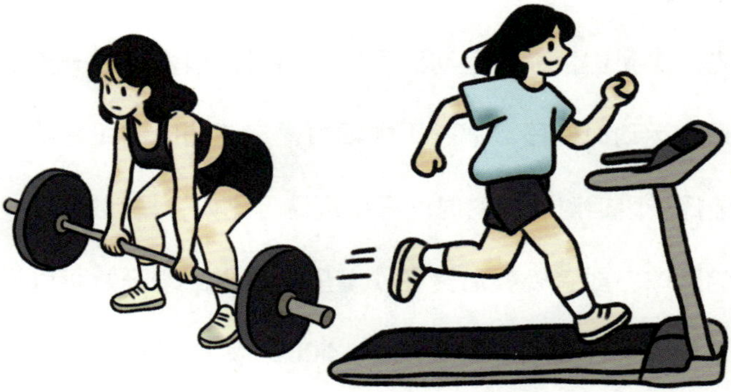

无论是有氧运动还是无氧运动，都有其独特的优点和适用人群。根据自己的身体状况、减重目标和时间安排，选择最适合自己的运动方式，并将它们合理结合，这是实现健康减重的关键。（李英）

03 / 定制运动计划：找到你的“瘦身节奏”

想要真正实现减重不反弹，最关键的是要让运动像洗脸刷牙一样融入生活，成为你的“每日仪式”。你身边是不是有很多这样的实例：花重金办健身卡、买私教课，最后因为各种原因坚持不了多久就放弃了。其实，他们的根本问题就是没有找到与生活节奏契合的运动方案。

首先，找到适合你的运动时间段。你可以根据自己一天的状态选择合适的运动时间段，把一天中精力最充沛的时间段留给工作或学习，选择一段相对疲乏的时间开始运动。比如，早起的一个小时，午餐后的间隙，或者晚餐后窝在沙发里的时光。刚开始可以设定弹性的运动时间带，如在中午 11:30~14:00 之间选择半小时运动，你可以在 11:20 设置一个闹钟，之后每隔 10 分钟再设置一次提醒。研究显示，多次提醒可以提高运动完成率。随着时间的推移，你的身体会逐渐适应这个节奏，形成“到点就躁动”的运动生物钟。同时，你还会收获一个更健康灵活的身体和一个积极向上的心理状态。

其次，选对运动项目，让你的坚持变得有趣。你需要找一项适合你的有氧运动，最好是那种双侧肢体同时参与的对称性运动。游泳是一项对关节非常友好的运动，适合大多数人。水的浮力会减轻 90% 的

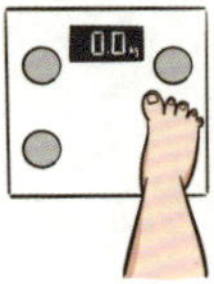

关节压力，特别适合体重基数较大或有关节问题的人，还可以缓解久坐或久站出现的腰酸背痛。功率车和椭圆仪也是不错的选择。你可以创造一个专属于你的运动仪式感，例如，只有在运动时才能解锁电视剧的最新剧情，以此增加运动的乐趣。如果有条件，每周最好选择一天进行户外运动，这样你可以呼吸一下新鲜空气，感受一下春日的暖阳，让阳光晒晒发霉的身体，让大自然给自己的身心做一次疗愈，以缓解压力。需要注意的是，如果你运动过后肌肉有轻微的酸痛，那么恭喜你，肌肉正在偷偷变强。但是如果出现持续疼痛且不能缓解，或者在运动时出现难以忍受的刺痛，请立即停止运动，这很有可能是因为你在运动时的动作模式有问题，身体出现了代偿。如果有这种情况，你最好先向专业的运动康复人员寻求帮助，并且在解决疼痛之前，先用其他形式的运动代替这项运动。

计算靶心率也是提升运动效率的很好手段。靶心率是指通过有氧运动减重时有效而又安全的运动心率，可以借用心率手表、手环、心率带等可穿戴设备进行监测。如果你有冠

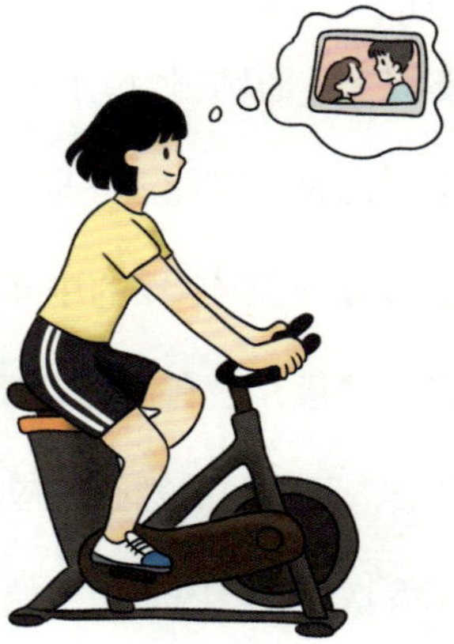

心病、高血压、糖尿病等慢性疾病，你需要先咨询主治医生你现在的身体状况是否适合运动。如果可以，最好先进行科学的医学评估，根据你的心肺耐力找到靶心率并出具运动处方。

如果你没有上述情况，可通过“靶心率 =180-年龄”进行计算，找到最适合你的有氧运动强度。

靶心率可对照以下几种情况进行增减：第一，如果患有重大疾病，或处于重大疾病（包括任何手术或住院）恢复期，长期服用各类药物包括降压药、降糖药、降脂药、精神类药物等，或长期过度训练，减去 10；第二，如果有受伤、在训练或比赛中运动能力下降、每年得 2 次以上感冒、流感或其他感染、有季节性过敏或哮喘、超重、肥胖或刚开始恢复训练等情况，减 5；第三，如果已经持续训练 2 年，每周至少 4 次，没有上述任何问题，无须更改；第四，如果持续训练 2 年以上，心肺耐力有所提升，可加 5。

这么说大家可能还不明白，我们不妨用一个具体的例子解释一下：小张是一位 40 岁的中年男性，身高 180 厘米，体重 90 千克，平时身体健康，没有运动习惯，之前在跑步时崴过脚，每年会感冒 2 次以上，那么他的靶心率应该是 180-40-5=135，即运动时心率保持在 135 次 / 分以内。如果他坚持训练 2 年后，心肺耐力明显提升，

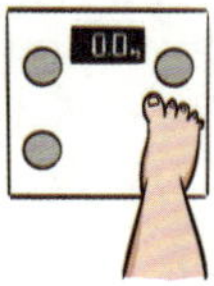

那么他的靶心率应该是 180−42−5+5=138。

最后，制订运动计划也很有必要。运动计划可以精确到每一次运动的每一组动作，包括热身。不管是有氧运动还是力量训练，你在每次运动之前都应该进行充分的热身，打开关节活动度，慢慢唤醒沉睡的肌肉。千万别小看这个环节，这是保证运动效果、避免运动损伤的关键！运动结束后，还应该进行必要的放松和拉伸。有氧运动的每次运动时间可以先从 30 分钟开始，逐步增加到 60 分钟左右。每周进行 3~5 次，保证每周运动的总时长达到 150~300 分钟。力量训练每周进行 2~3 次，尽量保证四肢及躯干的大肌群每周都可以训练到。一般一个动作做 2~3 组，每组做 8~12 次。如果你在做每组的最后 2 个动作时基本力竭，说明这个配重是合适的，反之就需要根据自身情况进行调整。运动不仅是为了减重，更是为了提升生活品质。当你把运动融入生活，成为一种习

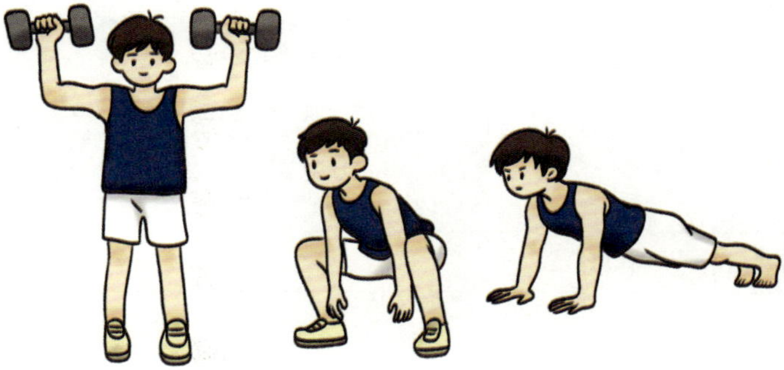

惯，你会发现，不仅身体会变得更健康，心情也会更加愉悦。坚持运动，享受生活，健康的身体和理想的身材就在不远处等着你！

	有氧	抗阻
周一	快走 40 分钟	平板支撑 3 组，每组 30 秒 死虫式 3 组，每组 30 秒 卷腹 3 组，每组 12 个 臀桥 3 组，每组 12 个
周二	划船机 40 分钟	侧支撑 3 组，每组 30 秒 Mini 弹力带螃蟹步 3 组，每组 30 秒 高脚杯蹲 3 组，每组 12 个 分腿蹲 3 组，每组 12 个
周三	HIIT20 分钟	四点支撑 3 组，每组 30 秒 哑铃推肩 3 组，每组 12 个 哑铃飞鸟 3 组，每组 12 个 哑铃划船 3 组，每组 12 个
周四	功率车 40 分钟	动态平板撑 3 组，每组 30 秒 俄罗斯转体 3 组，每组 12 个 鸟狗式 3 组，每组 30 秒 蟹式伸展 3 组，每组 12 个
周五	游泳 40 分钟	蚌式开合组，每组 12 个 单腿站 3 组，每组 30 秒 硬拉 3 组，每组 12 个 单腿硬拉 3 组，每组 12 个
周六	户外快走 40 分钟	瑜伽球平板撑 3 组，每组 30 秒 俯卧："Y""T""W"伸展 高位下拉 3 组，每组 12 个 卧推 3 组，每组 12 个
周日	休息日	

（李英）

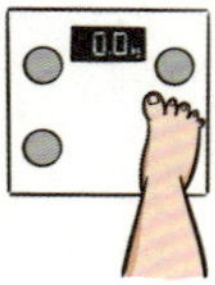

04 /　日常活动：别浪费每一个消耗热量的机会

我们的身体每分每秒都在消耗着能量，心脏跳动、肺部呼吸等内脏器官的节律性运动、大脑思维运转及细胞更迭，这些维持生命最基本的活动就是我们的基础代谢；消化吸收食物也会造成热量的消耗，但这些能量的消耗变化不算太大，我们最有机会掌握、最有操作空间的是身体的活动消耗。除了前几节讲述的规律运动计划以外，日常生活当中的运动机会我们也不能轻易放过。上到爬楼梯的费力活动，下到坐起伸个懒腰，每个动作都在为促进代谢“添砖加瓦”。接下来，我们就为大家具体介绍减脂的“碎片化运动”。

首先是调整出行方式。在外出距离较远的情况下，我们用公共交通工具如公交车和地铁代替私家车，增加到达指定站点的步行机会；而对于距离较短且时间宽裕的情况，我们可以选择步行或骑行的方式。步行时我们可以这样做：双眼平视前方，避免低头含胸的不良姿势，双手微握拳，手臂自然弯曲，大臂带动小臂在身体两侧自然摆动，前摆臂尽量与地面水平，后摆臂要顺势向后伸直。骑行中，我们要挺直肩背，收紧核心，膝关节朝脚尖的方向骑行，避免膝盖损伤，适当提高转速或选择有坡度的路线，增加运动强度。这些小技巧不但可以加快骑行速度，还可以增加热量的消耗。当我们逃离拥挤的机动车道，呼吸新鲜空气，转换心情，将生活中的烦恼暂时抛诸脑后，重新认识生活了很久的城市，感受自然和城市的美好时，我们会发现早高峰的马路上除了有来来往往的汽车，还有戴着头盔和护目镜的骑行爱好者，也有迎着朝阳朝气蓬勃的跑步者，看到他们，感觉自己也浑身充满了活力。

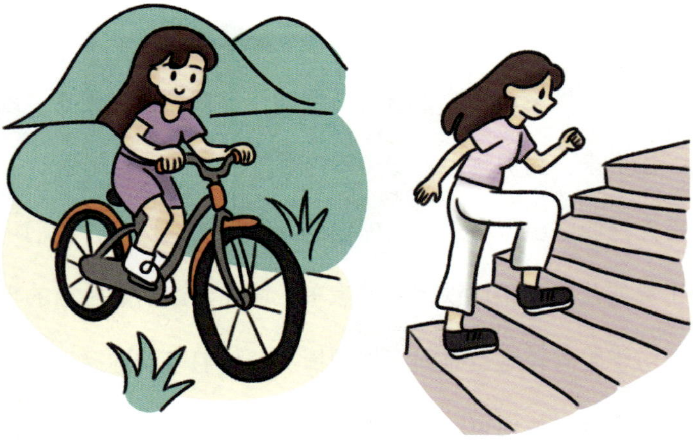

其次是将枯燥的家务劳动变得有趣起来。日常烦琐的家务活动总让我们眉头紧皱，不妨换个思路对待它。例如，擦桌子和柜子时，双脚分开与肩同宽，躯干核心与手臂协同作战，把擦拭家具的各个方向和角落当作锻炼上肢关节活动范围的小妙招；清洗和拧毛巾时，

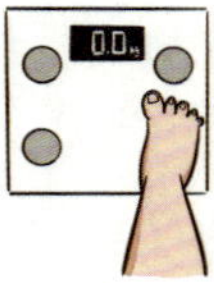

锻炼的是双侧前臂旋前、旋后的肌肉力量；蹲起摆放物品时，用屈曲髋关节代替弯腰，既可以保护腰椎，还可以激活臀部肌肉；拖地时，下肢呈弓步，躯干前倾，将拖把的每一次前移和后缩变成锻炼肩膀和后背的机会；甚至是捡豆子这类动作，都可将其视为锻炼手部灵活性和协调能力的训练。从这些例子中，你有没有感觉家务活动也变得有趣了呢？当家务完成时，我们不仅收获了整洁的家，还悄悄消耗了不少热量。

再次是可将社交娱乐活动变得多样化。以前我们总是在空闲时间与亲朋好友在咖啡厅久坐闲聊，或在餐厅品尝各色美食，但这些安逸的娱乐方式并不能增加我们的活动消耗。或许我们还可以有更多的选择：试试徒步逛街，手提物品穿梭在大街小巷，燃烧多余脂肪，让手臂线条在不知不觉中变得紧实；或是参加户外活动，逛逛公园，沿着河边走一走，欣赏大自然的美景；抑或是和朋友选择户外射箭、骑马等娱乐活动，或来场即兴羽毛球赛或小型足球赛，在欢声笑语中进行运动，消耗更多的热量；即使是在家里看电影或者闲聊，我们也可以坐在瑜伽球上，或者保持平板支撑姿势，让腹部力量得到锻炼，悄无声息地让体态变得更加优美。这些方式都可以把休闲时光变成运动时间，瘦身与娱乐两不误。

工作和学习时间亦是身体活动的重点时段。办公、学习的人群常常在一个位置上久坐不动，一待就是数小时，活动量自然就会下降。其实我们也可以在工作时间上下功夫，偷偷“带薪健身”。比如说，前往办公室时，用步行爬楼梯代替乘电梯，每迈一级台阶，都是一次单腿蹬踏、促进腿部肌肉收缩的绝佳机会；还可以用小容量水杯代替大容量水杯，少量多次地接水、饮水。这样每一次接水都会经历从椅子上站起、步行、站立、小负荷上举、坐下的动作组合，每一个步骤都会消耗多余的热量，同时多喝水也可以促进胃的充盈，减少饥饿感；坐位时我们可以经常转换姿势，如适当的腿部屈伸动作，偶尔做做扩胸体转运动，并每隔一小时起身活动，绕着工位走几圈，顺便伸几个懒腰，拉伸上肢和肩背肌肉；需要接打电话时，尽量选择站着或踱步，既能缓解久坐疲劳，又能消耗热量。在校学生课间休息时，可以在操场上做几组深蹲或高抬腿；背课文时边走边背，让身体动起来。除此之外，在电脑前办公或学习时，可以利用碎片化时间进行简单的核心肌群训练。挺直腰背且肩膀向下沉，将手放在桌子上，配合呼吸，呼气时双手用力向下压，会感觉腹部收紧，这便是练核心肌群的一种简单方式。此外，向上抬桌子或向前推墙也可以达到同样的效果。

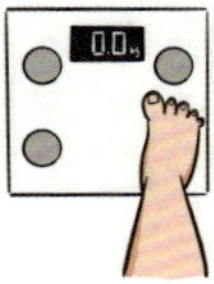

减重运动涉及我们生活的方方面面，每一个微小的改变，都在为燃脂加分。别再抱怨没时间健身，那些被我们忽视的日常碎片时间，正是塑造理想身材的黄金时刻。从现在开始，把每一次起身、每一步行走、每一个动作都变成减肥的机会，让生活本身成为最自然的健身房。我们要学会在日常生活中捕捉瘦身的契机，别浪费每一个可以让自己消耗热量的机会。（张亚杰）

05 / 运动后的恢复：别让疲劳拖累你的减重计划

当我们完成每天的运动训练后，偶尔会产生轻度的疲劳感，不用担心，这是身体对运动负荷的正常生理反应。由于我们长时间运动消耗了身体所储备的能量，且运动时产生了让我们肌肉感觉酸痛的物质，也就是常说的乳酸。这种疲劳感往往不会持续太久，第二天起床后就会变得很轻微或者消失。如果第二天疲劳感仍很强，身体很疲惫，要注意，这可能就代表我们运动过量了。这种情况需要暂停运动，并且要调整运动强度，等身体恢复一点再重新开始运动。切忌强撑着疼痛继续运动，要知道运动计划和实施过程固然重要，但后期的恢复更是肌肉生长、体能提升的黄金时期。

我们的身体有一个神奇的超量恢复原则，具体来说就是，运动后的肌肉纤维会在高强度刺激下“受伤”，包括肌纤维的微小撕裂、身体能量储备耗尽、代谢废物堆积等。而肌肉修复需要 3 个阶段：第一阶段是功能下降期，运动后我们的肌肉力量和能量储备迅速下降，感觉做任何事情都很疲劳；第二阶段是恢复期，在接下来的 24~72 小时，身体逐渐补充能量，修复破损的肌纤维，此时肌肉的酸痛逐渐减轻，但身体的力量并未完全恢复；第三阶段是超量恢复期，这也是机体锻炼的关键时期。先前损伤的肌肉不但修复如初，还进一步“升级”，不但肌肉量有所增加，能量的储备也更加充足。这也是我们继续完成运动计划时，感觉肌肉能够承受更大负荷的原因。

那么，如何掌握运动后恢复的正确方法呢？

首先是选择合适的运动，量力而行。不同的运动有不同的强度，而运动又需要合适的强度和频率。强度太低可能无法刺激肌肉生长，强度过大又有可能造成肌肉不可逆的损伤。对于不同年龄段的人群来说，要根据自己的身体条件选择合适的运动种类。青少年可以选择足球、篮球等跳跃性运动；成年人可以选择瑜伽、健身操等舒缓减压的运动，在保持身材的同时还能增强体质；老年人可以选择快步走、太极拳等较为舒缓的运动，以降低受伤风险。从整体原则来看，我们可以先从低强度开始，逐渐增加训练的强度和次数，避免一开始就进行高强度的运动。

其次是抓住休息的最佳时机。运动刚结束后的半小时是恢复的关键期，此时机体正需要补充能量，我们可以及时地补充水分、糖分、蛋白质等营养物质，这样搭配可以快速修复肌肉。举个例子大家可能会更加清晰：当我们按照运动处方慢跑 30 分钟后，身体会大量出汗而丢失水分，此时可以喝点含有电解质的水，如椰子水，迅速将流失的钠、钾等元素补充到位，帮助身体维持平衡。然后，再补充一点糖和蛋白质，比如吃一根香蕉和一小块鸡胸肉，或者燕麦粥和鸡蛋这种碳水化合物和蛋白质的组合。不要小看这种简单的营养搭配，它可以让我们从疲劳状态中快速解脱。

再次是肌肉的放松。当运动结束后，我们的肌肉会继续呈现持续收缩发力的状态，我们可以借助一些小工具进行放松，帮助肌肉卸下重担。第一种就是拉伸，运动前可以进行动态拉伸，调动身体的肌肉，运动后更适合通过静态拉伸的方式，使肌肉恢复原有的形态。包括坐位体前屈，即双腿伸直坐在平地上，上体前屈，两臂伸直向前，这个姿势可以拉伸大腿后侧和背部的肌肉；或是单脚站立时，

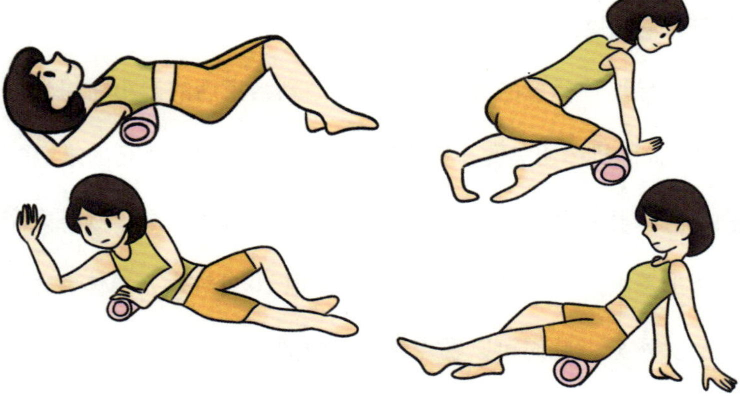

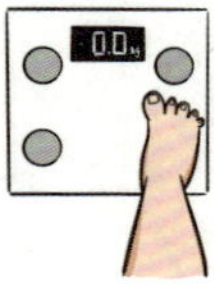

一只手抓住另一只脚的脚踝，然后缓慢地向后拉至臀部，这个姿势可以拉伸大腿前侧肌肉；或是双脚分开与肩同宽，一只手向上伸直横越头部向对侧伸展，双侧交替进行，这个动作可以拉伸两侧的腰腹肌肉。拉伸时要保持呼吸平稳，注意身体的柔韧性。第二种放松方式是借助泡沫轴进行全身放松。我们把泡沫轴放在地上，将需要放松的部位压在上面缓慢滚动，尤其是紧绷的大腿后侧和外侧。若在滚动时找到疼痛点，可适当停留按压，以释放肌肉的张力。这种方式可以有效促进血液循环，让原本僵硬的肌肉逐渐恢复柔软和弹性，并且操作简单，在家就可以轻松完成。放松的第三种方式就是温水浴，回家泡个温水澡，使血管扩张，促进血液循环，加速代谢产物的排出。不过，年纪较大或心血管功能不佳的人群一定要谨慎尝试，避免造成损伤。

最后是生活方式的干预。第一步就是调整。睡眠堪称运动恢复的“秘密武器”，是身体自我修复的黄金时段。当你进入梦乡，身体会对自身的功能进行重新调整，各种神奇的变化正在悄然发生。尤其是深度睡眠阶段，身体会分泌大量激素。它们能促进肌肉修复与生长，加速脂肪分解。如果缺乏睡眠，则会导致激素分泌减少，运动减重的效果也会大打折扣。所以睡前减少电子产品的使用，保证每晚 7~9 小时的高质量睡眠，养成良好的睡眠习惯，也会加速身体功能的恢复，让我们第二天精力更加充沛。第二步是进行低强度运动。除了上述常规恢复手段，主动恢复能使身体更快“满血复活”。当运动结束后，我们可以做一些散步这样低强度的运动。适当的活动会加速乳酸的清除，加快肌肉的恢复速度，还可以促进血液循环，帮助代谢废物排出，同时不会给身体造成太大负担。第三步是在合理饮食的基础上，适当使用营养补充剂为身体提供额外支持。例如，蛋白粉能为肌肉修复提供充足的蛋白质；吃一些富含维生素 C 和维生素 E 的蔬菜及水果，这些食物具有抗氧化作用，可减轻运动引起的氧化应激……不过，这些额外的营养补充剂只是辅助手段，不能替代健康饮食，使用前最好咨询医生。

运动后的恢复是提高运动效果，改善身体功能的关键时期。从黄金半小时的及时补充，到深度放松，再到主动恢复，每一个环节都至关重要。所以每次运动结束后，别再匆匆略过恢复环节，你会收获意想不到的效果。（张亚杰）

第4章

医学干预与减重

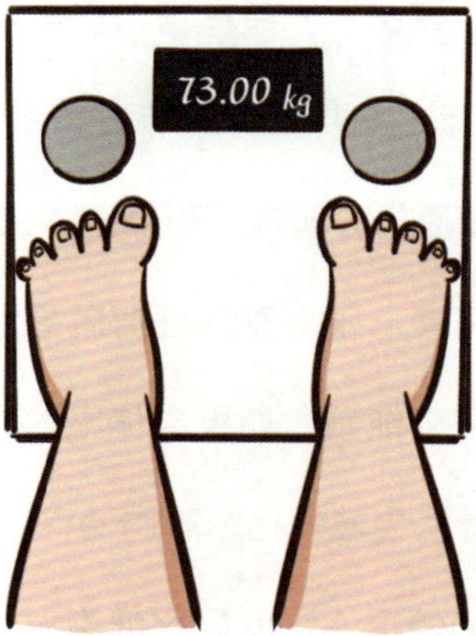

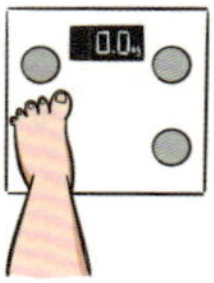

01 / 激素与体重：身体内部的“指挥官”

在减肥这场持久战中，你是不是常常感到困惑：为什么有人喝水都胖，有人怎么吃都不胖？其实，这背后很大程度上是身体里的激素（曾称荷尔蒙）在“捣鬼”。这些小小的激素分子，就像身体内部的“指挥官”，掌控着我们的体重。接下来，就让我们一起揭开激素与体重之间的神秘面纱。

胰岛素是血糖“小管家”，是体重“影响者”。胰岛素是由胰腺分泌的一种重要激素，主要负责调节血糖水平。当我们进食后，食物中的碳水化合物被消化分解成葡萄糖进入血液，血糖水平升高，这时胰腺就会分泌胰岛素。胰岛素的任务就是把血液中的葡萄糖转运到细胞内，为细胞提供能量。如果身体里的葡萄糖已经满足细胞的需求，多余的葡萄糖就会被转化为脂肪储存起来。在肥胖人群中，常常出现胰岛素抵抗的情况，这就好比细胞对胰岛素产生了“抵抗情绪”，不太愿意听从胰岛素的指挥。为了应对这种情况，胰腺会分泌更多的胰岛素，而高胰岛素水平会进一步促进脂肪的合成和储存，使体重不断增加。所以，想要控制体重，维持胰岛素的正常功能至关重要。这就需要我们保持健康的饮食习惯，减少高糖、高脂肪食物的摄入，多吃富含膳食纤维的食物，比如全谷物、蔬菜等，这些

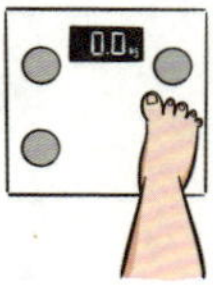

食物可以帮助稳定血糖，减轻胰岛素的工作压力。

瘦素是体重的“信号灯”。瘦素是由脂肪细胞分泌的。也就是说，身体里的脂肪越多，分泌的瘦素就越多。瘦素的主要作用是向大脑发出信号，告诉大脑身体已经储存了足够的脂肪，该降低食欲、增加能量消耗了。听起来，瘦素似乎是帮助我们减肥的“利器”，然而，很多肥胖者体内恰恰会出现瘦素抵抗的现象。这就好像大脑对瘦素的信号“充耳不闻”，即使身体脂肪堆积很多，瘦素大量分泌，大脑也接收不到“停止进食”的信号，导致机体依然食欲旺盛，难以控制食量。由于大脑没有接收到正确的信号，身体的能量消耗也不会相应增加，这样一来，体重就越来越难控制。研究发现，长期的高热量饮食、缺乏运动等不良生活方式，不仅是肥胖的成因，也可能导致瘦素抵抗。所以，要想让瘦素正常发挥作用，打破“越胖越难瘦”的“饿”性循环，我们得改变不良生活习惯，规律作息，适当运动，这样才能使身体重新“听”到瘦素的声音。

胃饥饿素是“饥饿的指挥官”。胃饥饿素是一种由胃分泌的激素。当胃里空空的时候，胃饥饿素就会大量分泌，向大脑发送“我饿了，快找吃的”的信号，让我们产生强烈的饥饿感。在减肥过程中，很多人想用过度节食的方法来控制体重，可这样做往往会适得其反。

因为过度节食会使胃饥饿素分泌增加，导致我们的食欲变得更加旺盛。一旦开始进食，可能就会吃得更多，结果就是体重不仅没降，反而上升了。有胖友说，我忍住不吃不就好了吗？先不提在被激素“控制”的情况下，人会遵循本能去进食，与意志力等主观因素无关；况且胃饥饿素的分泌会影响脂肪的代谢，它会促使身体储存更多脂肪，以备不时之需。所以，减肥的时候可不能盲目节食，要保证合理的饮食摄入，遵循少食多餐的原则，这样既能稳定胃饥饿素的分泌，又能避免因过度饥饿导致的暴饮暴食。

甲状腺激素是身体里的代谢“小马达”，它对体重的影响主要体现在调节基础代谢率上。基础代谢率是指我们在安静状态下，身体维持基本生理功能所消耗的能量。甲状腺激素分泌正常时，身体的代谢就像一辆正常行驶的汽车，能够有条不紊地消耗能量；但如果甲状腺激素分泌不足，也就是甲状腺功能减退时，身体的代谢就会像汽车踩了刹车，变得缓慢起来，能量消耗减少，体重也就容易增加了。相反，如果甲状腺激素分泌过多，即甲状腺功能亢进时，身体代谢会变得异常旺盛，就像汽车一直猛踩油门，不仅体重会快速下降，还会带来心慌、多汗、烦躁等一系列不适症状。所以，甲状腺激素的平衡对体重管理非常重要。要是怀疑甲状腺功能有问题，

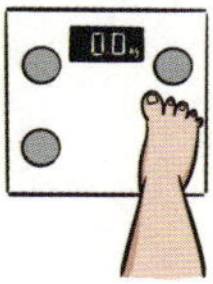

一定要及时去医院检查，通过药物治疗等方式调整甲状腺激素水平，使身体代谢恢复正常。

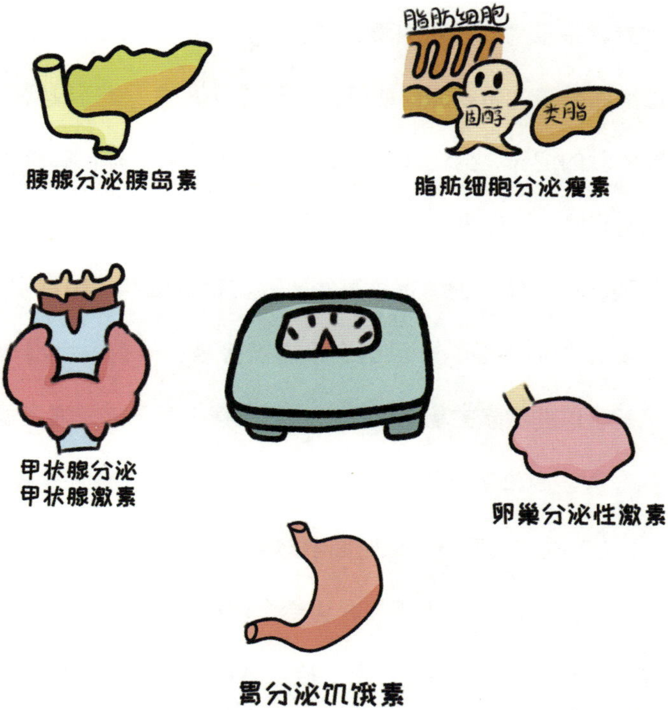

性激素不仅让“男女有别”，在体重管理这场戏里也扮演着重要角色。对于女性来说，雌激素对体重有着重要影响。在月经周期中，雌激素水平会发生变化，这可能导致女性在月经期前出现水肿、体重轻微增加的情况。而在更年期，由于雌激素水平大幅下降，身体的脂肪分布发生了改变，女性更容易在腹部堆积脂肪，体重也可能会增加。男性体内的雄激素则有助于维持肌肉量和基础代谢率。当雄激素水平较高时，肌肉量相对较多，而肌肉在安静状态下消耗的能量比脂肪多，所以能帮助身体消耗更多热量，维持较低的体重。但随着年龄的增长，男性体内的雄激素水平逐渐下降，肌肉量减少，基础代谢率降低，体重也就更容易增加。

激素就像身体里的“指挥官”，它们相互协作、相互制约，共同维持着体重的平衡。一旦这个平衡被打破，体重就会出现波动。我们了解了这些激素的秘密后，在减肥过程中就不能只靠“管住嘴，迈开腿”这么简单了。如果你尝试了很多方法，体重还是没有明显变化，不妨去医院检查一下这些激素的水平，看看是不是它们在捣乱。通过科学的方法调整激素平衡，再结合健康的生活方式，相信大家都能在减肥路上取得理想的效果，轻松掌控自己的体重！（余红艳）

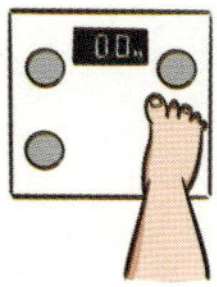

02 / 慢性疾病与减重：健康才是最终目标

在这个美食琳琅满目的时代，我们的嘴巴可以尽情享受各种美味，可身体却因此亮起了红灯。各种慢性疾病，如高血压、糖尿病、高血脂等，就像一群悄无声息的“健康刺客”，盯上了越来越多的人。肥胖无疑是这些“刺客”的帮凶，在身体里肆意破坏。接下来，我们就来聊聊慢性疾病与减重那些事儿。

先来说说肥胖和慢性疾病之间那千丝万缕的联系。就说高血压吧，很多胖友去量血压的时候，是不是经常被那个数字吓一跳？这是因为肥胖会让身体里的脂肪大量堆积，血管就像被“肥肉”挤得窄巴巴的马路，血液通行困难，这时候心脏为了保证血液能顺畅流动，只能拼命工作，血压自然就升高了。据统计，肥胖人群患高血压的风险是正常体重人群的 2~3 倍，这就好比小马拉大车，马累得气喘吁吁，车还跑不快。

再看看糖尿病，尤其是 2 型糖尿病，跟肥胖的关系非常紧密。我们前面也说过，肥胖会使身体里的细胞对胰岛素变得不那么敏感了。胰岛素就像是打开细胞大门的钥匙，开门后葡萄糖就能顺利进入，当细胞大门对这把“钥匙”不热情了，葡萄糖就只能在血液里“闲逛”，这样在血液中的葡萄糖就多了，时间一长就确诊为糖尿病了。

有研究表明，大约 80% 的 2 型糖尿病患者在发病前都超重或者肥胖。可以说，肥胖就是给糖尿病的发生“添柴加薪”，让病情愈发严重。

还有高血脂。肥胖会打乱身体的脂肪代谢，让血液里的甘油三酯、胆固醇等脂质成分升高，就像一碗原本清澈的汤变得混浊不堪。这些多余的脂质会在血管壁上沉积，形成斑块，让血管变得狭窄、堵塞，进而引发冠心病、脑卒中等严重的心脑血管疾病，简直就是在血管里埋下了一颗颗“定时炸弹”。

除了上述“三高”问题，肥胖还与多囊卵巢综合征、睡眠呼吸暂停综合征等疾病关系密切。肥胖是女性多囊卵巢综合征常见的伴随症状，同时也是导致多囊卵巢综合征发生和发展的重要因素。多囊卵巢综合征会导致患者体内激素水平失衡，这不仅会影响排卵，导致月经不调、不孕等问题，还会进一步加重肥胖。而肥胖也会反过来加剧激素紊乱，形成恶性循环。有些女性因为多囊卵巢综合征，脸上长满了痘痘，体重不断增加，尝试各种减肥方法都效果不佳，其实就是这个恶性循环在作怪。相关数据显示，超过 50% 的多囊卵巢综合征患者存在超重或肥胖的问题。这就像一个解不开的死结，让许多女性痛苦不堪。

再来说说睡眠呼吸暂停综合征。有研究显示，肥胖人群患睡眠

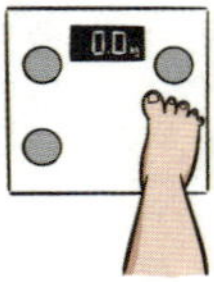

呼吸暂停综合征的概率是正常体重人群的 3 倍以上。肥胖的人平素颈部脂肪就有堆积，气道本身就比正常人窄。在睡眠过程中，气道周围的肌肉还会放松，原本就狭窄的气道更容易被堵塞，导致呼吸不畅，出现呼吸暂停的情况。别小看这短暂的呼吸暂停，它会频繁打断睡眠，降低睡眠质量。长此以往，不仅会让人白天困倦、乏力，影响工作和生活，还会增加高血压、冠心病、脑卒中等心血管疾病的发生风险。

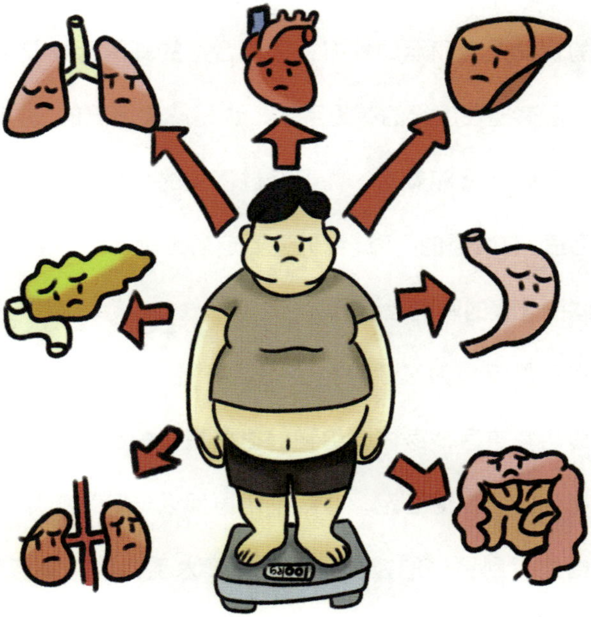

既然肥胖给慢性疾病提供了这么多“作案机会”，那我们就得想办法把体重降下来，给身体“减减负”。很多人一提到减重，第一反应就是节食，每天饿得头晕眼花，结果体重没降多少，身体却先垮了。其实，减重可不能这么盲目，得讲究科学方法，否则会适得其反，加重脏器损伤，甚至危及生命。健康的减重是一个循序渐进的过程，就像盖房子一样，得一步一个脚印，稳扎稳打。一般来说，每周减重 0.5~1 千克是比较合理的速度。对于肥胖合并慢性疾病的胖友来说，可以寻求一些更专业的帮助。比如在医生的指导下，制订科学的饮食处方和运动处方，选择合适的减重药物及相应慢性疾病药物。还有现在流行的减重手术，也是解决肥胖的好办法。不过，手术可不是随便就能做的，需要经过医生的全面评估，看看身体条件是否合适。在减重的同时，我们还要定期去医院检查身体各项指标，确保身体在健康的轨道上运行。

减重不仅仅是为了让身材变得更好看，更重要的是为了健康。当我们成功减重后，身体会给我们很多积极的反馈。高血压患者的血压可能会慢慢变得稳定，心脏不用再那么辛苦地工作；糖尿病患者的血糖能得到更好的控制，不用每天为了血糖忽高忽低而发愁，一些病程 5 年以内的 2 型糖尿病患者还有希望实现糖尿病逆转，也就是停用所有降糖药物后血糖仍然能控制达标，这样就能大大减少长期并发症的发生；高血脂患者血管里的“定时炸弹”也被拆除了，心脑血管疾病的风险大大降低。而且我们的睡眠质量会提高，精神状态也会变好，不再总是昏昏沉沉、无精打采，工作和生活都更有干劲了。可以说，减重就像是给我们的身体来了一次全面的“升级”，让我们以更好的状态去拥抱生活。

慢性疾病和肥胖就像是一对“坏搭档”，给我们的健康带来了很多威胁。而减重，就是我们打破这个“不良组合”的有力武器。通过科学合理的饮食、运动，合理的药物选择，我们不仅能减去多余的体重，更能收获健康的身体。记住，健康才是我们在减重路上追求的最终目标。让我们从现在开始行动起来，向肥胖和慢性疾病说“拜拜”，迎接一个更加健康、美好的自己！（余红艳）

03 / 减重药物：用药就能瘦吗?

不少人在减重的道路上摸爬滚打，试过各种方法，比如疯狂节食，饿得前胸贴后背；拼命运动，累得气喘吁吁，但有时效果却不尽如人意。这时候，减重药物就像减肥路上的神秘“外援”，走进了大家的视野。“不运动，不节食，日吞一粒，月瘦十斤！”——看到这样的广告词，你是不是也心动过？但先别急着下单，让我们用科学放大镜照一照这些“魔法小药丸”的真面目。

减重药物谁都能用吗？当然不是。在考虑使用减重药物之前，先看看你是否符合条件。一般来说，对于中国人群，如果你的 BMI ≥ 28 千克 / 平方米，而且坚持 3 个月的生活方式干预，包括合理饮食、科学运动、规律作息后，体重还是没啥变化；或者 BMI ≥ 24 千克 / 平方米，还合并了高血糖、高血压、血脂异常这些肥胖相关的并发症，这时候在医生的指导下，就可以考虑使用减重药物来帮忙了。

市面上的“网红”减肥药物种类繁多，部分产品缺乏科学验证，甚至含有违禁成分，不仅效果存疑，还可能对健康造成潜在威胁，所以一定要选择靠谱的减肥药。目前我国获国家药品监督管理局批准的减肥药物共有 5 种，包括脂肪酶抑制剂（奥利司他）、胰高血糖素样肽 -1（GLP-1）受体激动剂（利拉鲁肽、贝那鲁肽、司美格鲁肽）和 GLP1/GIP 双受体激动剂（替尔泊肽）。既然用的是正规的减肥药，那是不是可以想用就用，想怎么用就怎么用呢？当然不是！接下来我们就从每种药物的作用原理、副作用及禁忌证等角度，带你科学认识减肥药物。

先说脂肪酶抑制剂吧，它是我们肠道中的“脂肪警察”。奥利司他是我国唯一批准的甲类非处方减重药物。它就像是肠道里的“脂肪警察”，专门负责拦住那些想要被吸收的脂肪。它的工作原理是抑制肠道中的脂肪酶，减少身体对吃进去的脂肪的吸收，从而达到减重的效果。不过，它也有自己的“小脾气”。最常见的副作用就是胃肠道反应，比如排气时可能会带出点油，还会感觉肚子胀、肚子痛，甚至出现脂肪泻。而且它影响脂肪吸收，也可能导致这类人维生素 D、维生素 A 溶性维生素吸收不足，维生素缺乏。孕妇及哺乳期妇女就千万不要用这种药了，还有吸收不良综合征、胆汁淤积症、继发性肥胖患者，以及器官移植者和服用环孢素者也是不能使用的！

接下来是 GLP-1 受体激动剂，如果用一句话来概括它们的功效，那就是“减重降糖两不误”。GLP-1 受体激动剂是一类比较新的药物，利拉鲁肽、司美格鲁肽、贝那鲁肽都属于这一类药物。它一方面能刺激胰岛素分泌，降低胰高血糖素的分泌，这样就能让血糖更稳定；

另一方面，它还能抑制食欲、减缓胃排空，让你感觉饱腹感更强，从而减少食物的摄入。所以它不仅能帮助超重或肥胖的 2 型糖尿病患者减重，还能降低血糖。这类药物也有不良反应，最常见的就是胃肠道不适，如恶心、呕吐、腹泻，需要逐步调整用药剂量。注意：有甲状腺髓样癌或多发性内分泌肿瘤家族史者禁用,胰腺炎患者慎用。目前这 3 种药都是注射剂型，功效和使用方法略有差别。贝那鲁肽是我国自主研发的全球首个全人源 GLP-1 短效生物制剂，有减重和降糖作用，需要每天 3 次，餐前 5 分钟皮下注射。利拉鲁肽能平衡控糖与减重，需要每日一针，适合长期使用。司美格鲁肽只需要每周一针，长效强效，主打“专攻肥胖，兼顾降糖”。

至于 GLP-1/GIP 双受体激动剂，可以称它为“双靶点”强效突破，能使减重效果升级。GLP-1/GIP 双受体激动剂可以说是 GLP-1 受体激动剂的升级版的减重药，它不仅可以抑制食欲、延缓胃排空，还能调节脂质储存和脂肪分解。目前这类药物中，只有替尔泊肽在我国获批用于体重管理适应证。使用方法是每周 1 次皮下注射，从起始剂量逐渐滴定到最大耐受剂量并长期维持。替尔泊肽的常见不良反应同 GLP-1 受体激动剂。

除了上面这些药物，还有药物通过一些其他角度也能够治疗肥胖，但它们在国内的应用情况和安全性还需要更多研究来证实。比如芬特明，它能通过加强去甲肾上腺素和多巴胺的释放来抑制食欲，但可能会引起失眠、口干、心率加快等不良反应。还有 GLP-1 受体激动剂中的一些药物，虽然在国外允许用于儿童和青少年肥胖治疗，但在国内还需要更多的临床试验来确定其安全性和有效性。

减重药物可不是能随便吃的“减肥药”，千万不能自己在网上或者药店随便买点就吃。每个人的身体状况、肥胖原因都不一样，适合的药物和剂量也不同。所以，一定要先去医院，让医生评估一下你的体重、BMI、体脂含量，是否合并其他疾病等情况。医生会根据这些综合判断，给你开出最适合的药方，这样才能保证用药安全和有效。吃了减重药物后，

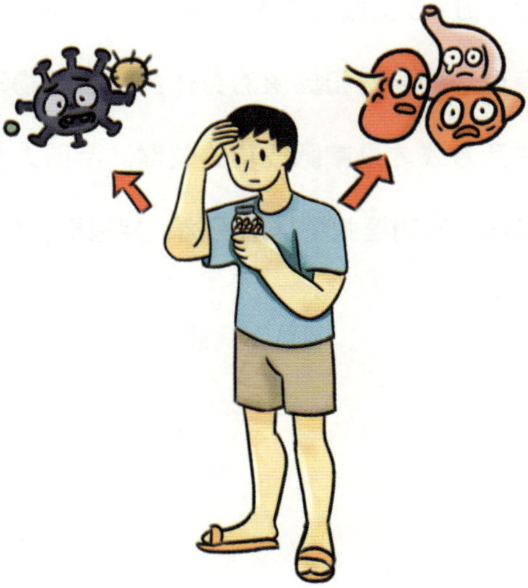

要按照医生的嘱咐定期去医院复查。医生会根据你的体重和各项身体指标变化，比如血糖、血脂、肝肾功能等，看看药物有没有发挥作用，有没有出现什么不良反应。如果在用药过程中，你自己感觉身体有什么不舒服，比如头晕、恶心、心慌，或者体重下降得太厉害，如果体重完全没有变化，一定要及时告诉医生，医生会根据情况调整治疗方案。

最后还希望大家记住一点：千万别把希望完全寄托在药上。就算你开始吃减重药物了，也别想着可以放开了吃、躺着不动。减重药物虽然能在减肥路上帮你一把，但它并不是万能的。在使用减重药的同时，还要配合健康的生活方式，这样才能健康、科学地瘦下来，拥有理想的身材和健康的身体。减重药物只是一个辅助工具，健康的生活方式才是减肥成功的关键。希望大家都能找到适合自己的减肥方法，成功摆脱肥胖的困扰，拥抱更美好的生活！（余红艳）

04 / 减重的最后一根稻草：减重手术知多少？

随着生活水平的提高，大家对美的追求与日俱增，减肥已成为人们茶余饭后谈论的热门话题。尤其在聚会场合，常能听到“你又圆润了不少”的玩笑话，肥胖俨然成为许多中年人难以摆脱的梦魇。尽管他们尝试了运动、节食、药物等多种减肥手段，体重却往往只是短暂下降，随后便反弹甚至更甚从前。于是，手术就成了许多胖友寄予厚望的终极解决方案，宛如他们减重路上的最后一根救命稻草。

谈到减重手术，很多人会不屑地说：“减个肥还用做手术？自己管住嘴不就行了吗？”说这种话的人是真的不了解中重度肥胖者减肥的痛苦，尤其是已经合并有代谢性疾病的人群。他们但凡能靠自己减肥，也就不需要手术这一方式干预了。当然还有一些胖友可能会有顾虑：手术安全吗？效果如何呢？其实，相对于其他腹部手术来说，减重手术操作相对简单，对于有经验的外科医生来说就是常规操作，且手术安全系数极高，甚至比胆囊切除术的风险都低。减重效果方面，根据多年的随访数据来看，术后 1 年减重 50%~60% 的胖友占比达 90% 以上。多年来，国内外成功减重的案例不胜枚举。例如，阿根廷著名足球明星马拉多纳，虽然他曾是世界级运动员，但自从退役后就一直发胖。2005 年，他顺利接受了减重手术，从此恢复正常体型，找回了年轻时的自己。此外还有美国偶像裁判 Randy Jackson，他因 2 型糖尿病困扰许久，最终于 2003 年接受了胃旁路手术，成功从 355 千克减至 110 千克，不仅甩掉了多余的体重，还成功控制了糖尿病。还有“中国第一胖”梁用，在接受了腹腔镜下胃旁路手术后，半年成功减掉 50 千克，从一个忧郁的胖子变成了自信的帅哥。

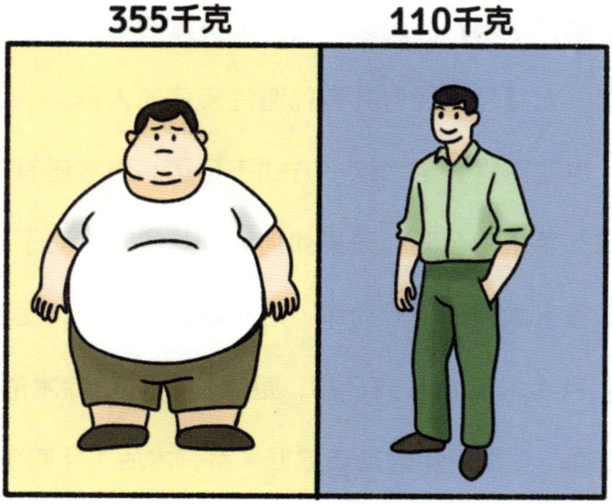

不过，尽管减重手术可以有效帮助减轻体重，改善相关并发症，但它并非适合所有人。手术前需要评估你的 BMI，如果你的 BMI ≥ 32.5 千克 / 平方米，那么无论是否合并其他疾病，都强烈推荐你接受减重代谢手术治疗。如果你的 BMI 在 27.5~32.5 千克 / 平方米之间，加之合并 2 型糖尿病、高血压、血脂异常、脂肪性肝病、哮喘、心血管疾病、非酒精性脂肪性肝炎、慢性肾病、多囊卵巢综合征、胃食管反流病及睡眠呼吸暂停综合征等代谢疾病，那么推荐进行减重代谢手术治疗。对于腰围大于 90 厘米的男性、腰围大于 85 厘米的女性，可以提高手术推荐等级。手术前，还需确保患者无其他器质性病变，心理健康状况良好，并能积极配合术后长期饮食管理计划。所以，手术效果虽好，但是也需要严格的准入条件。胖友们在做决定前，一定要咨询专业的减重治疗团队呀！

目前国内广泛流行的减重手术，根据原理可以分为“限制摄入型”和“同时减少吸收型”两类，它们的减重效果也是不同的。

袖状胃切除术属于限制摄入型手术，它的原理非常简单，就是把胃切小 70%~80%，削成香蕉形。胃的容量小了，吃得自然也就少了。此类手术适合多数肥胖者，尤其是年轻、单纯性肥胖患者，手术相对简单，减重效果较好，能减掉多余体重的 50%~70%。但手术不可逆，还有出现胃食管反流的风险。

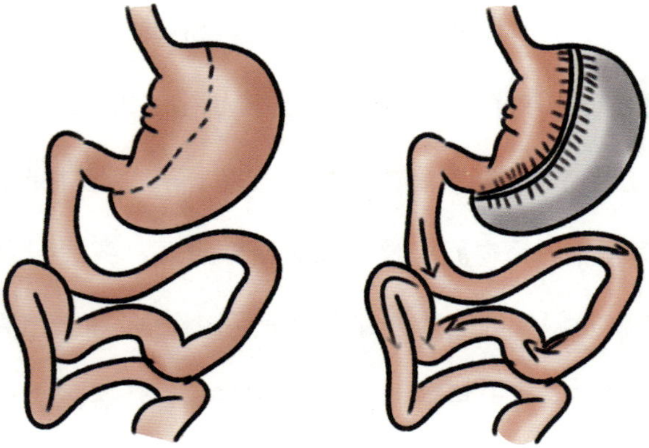

胃旁路手术则是既限制摄入又减少吸收型手术。它把胃分成上下两部分，将上面的部分变成一个“小袋子”，从而减少胃可用的部分；然后，上半部分的胃再与小肠直接相连，好比让食物“抄近道”，吸收热量的机会也减少了。此类手术适合中重度肥胖且伴有严重代谢综合征或 2 型糖尿病的患者。它平均能够减掉多余体重的 60%~80%，而且，由于食物直接进入的是中段小肠，这个地方能够分泌促进胰岛素分泌的激素，食物提前进入这里，就相当于这种激素能够更快地给胰岛“报信”，从而起到更好的降血糖效果。因此，胃旁路手术对于糖尿病的治疗也能起到很好的效果，是治疗肥胖合并糖尿病的不二选择。但是美中不足的是，手术后可能导致缺铁、缺钙，需要长期补充维生素。

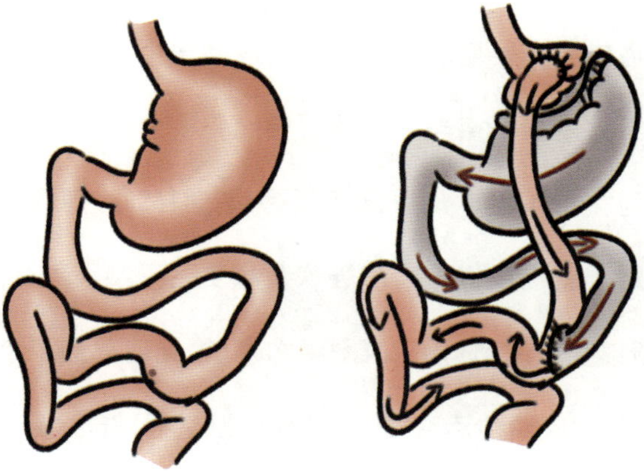

那么，手术后我们还需要克服哪些障碍才能获得长期的减肥效果呢？首先，术后需要保证充足的水分和蛋白质的摄入，以满足正常的人体需求。饮食应遵循“全流质—糊状半流质—软食—正常饮食”模式，谨记“低糖低脂高蛋白”的饮食原则，并保证每日充足的饮水量（≥ 2000 毫升），从而实现长期稳定的减重效果。此外，减重过程中容易出现钙、铁、维生素 D_3 或 B_1、叶酸等多种微量元素及维生素的缺乏，术后应按照医生的要求予以补充。

写到这儿，胖友可能还有最后一个顾虑：手术减掉的体重还有可能反弹吗？答案是：有可能，但不会达到或超过手术前的体重。至于是否反弹，以及反弹多少，还是和术后进食的热量有关。根据以往的经验，接受减重手术后，体重一般在12~24个月间达到最低点，此后体重通常会有轻度的反弹，进而达到一个平衡点，并维持相对稳定。如果体重最低点与术前体重相比，多余体重减轻百分比不足50%，则为减重不足；从最低点反弹超过15%；则视为体重反弹。那么这个时候就需要进一步加强饮食和生活干预，甚至应用减肥药物治疗。所以我们说，选择了减肥手术，就像给自己选了个“女朋友”，不仅是在看BMI、看生活习惯、看医生团队之后才能决定，还得签“终身健康管理契约”。但是大家也不必太过担心，经减重手术后，绝大多数胖友在合理的饮食调节、适当的运动下都可以获得良好而持久的减肥效果。

减重手术在快速减重、代谢疾病改善和长期效果方面显著优于传统方法，但需要权衡手术风险、经济负担及术后行为管理要求。胖友应根据个体健康状况、医生建议及心理准备等因素综合决策，避免盲目追求短期效果。记住，外科手术绝非速成的魔法，只是帮助你“开局”；能不能真正“通关”，还要看自律！（郭靖）

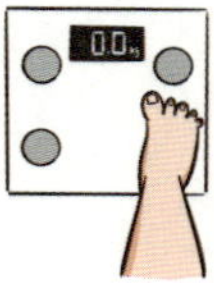

05 / 内镜减重：胃里的“魔法师”

在前面的章节中，我们已经分别介绍了通过节食、运动、传统手术来减重的方法。然而，节食的煎熬、运动的疲惫、手术的创伤这三道巨大的“门槛”，困扰着每一个前行的胖友，仿佛减肥注定是一场苦行。但你可能不知道，医学界早已悄悄研发出一种“魔法般”的技术，只需一根柔软的内镜，就能让脂肪“听话”地消失。这就是“内镜减重”技术，它像一位隐形的雕塑家，用微创的方式重塑身体轮廓。今天，我们就来揭开它的神秘面纱，看看它如何用科技的力量改写减肥的规则。

内镜减重的核心原理可以用“精准调控”4 个字概括。不同于传统手术大刀阔斧地切除或改造器官，它通过内镜（一种带摄像头的柔性细管）探入胃部或肠道，并利用微创工具来对它们的“容积”或“吸收效率”进行精细调整。比如胃内球囊技术，医生会将一个可充气或水注的球囊放入胃中，占据部分空间，让人提前产生饱腹感；十二指肠转流支架技术是将特制的覆膜支架植入十二指肠中，减少糖分和脂肪的吸收，同时刺激饱腹激素的分泌；而内镜下袖状胃成形术（ESG）则通过缝合胃壁，将胃缩小成香蕉状的方式来减少胃容量。这些操作听起来像科幻电影，但背后却是有大量临床研究的支持的，所以在减肥效果上毋庸置疑。

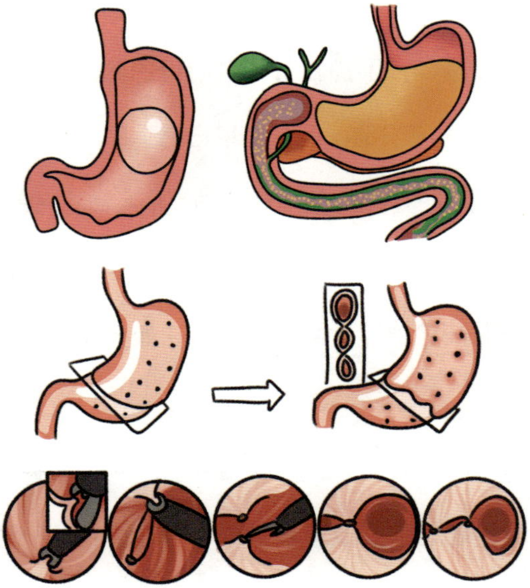

那么，相较于传统减重手术，内镜减重的优势又在哪里呢？首先就是安全性问题。谈起手术，安全性是许多人最关心的问题，而内镜减重恰恰在这个方面交出了高分答卷。传统减重手术，比如胃旁路术，需要全身麻醉、切胃和改道等操作，术后可能会出现吻合口瘘、感染等严重并发症；而内镜技术大多只需轻度镇静，通过口腔内自然腔道进入体内，也就避免了切口和瘢痕。当然，任何医疗操作都有风险——球囊、支架可能移位导致肠梗阻，支架还可能导致溃疡、出血甚至穿孔，胃缝合处可能出现渗漏……但这些坏事比买彩票中奖的概率还要低，且多数能通过及时处理化解。总体而言，内镜减重手术的安全性与微创性，和传统手术相比还是略胜一筹的。

效果持久则是内镜减重最显著的特点。之前我们不止一次谈到过，千万不要通过极端节食来减肥，这是因为单纯限制热量会触发身体的“生存模式”，降低基础代谢率的同时还会囤积脂肪，导致恢复正常饮食后会飞速复胖。而内镜技术却不同，它是物理性地改变消化系统功能，能够从根源上减少热量的摄入，因此容易长期保持术后效果。就拿十二指肠转流支架手术来说吧，在支架放置 3 个月时，患者平均减重 10.8%，取出后半年累计减重可以达到 15.8%。不过，这并不意味着术后就可以高枕无忧、胡吃海喝了——就像再高级的汽车也需要持续维护一样，内镜减重后，仍然需要配合一定的饮食管理和适度运动。如果把人体内的脂肪比作汽车的油箱，那么内镜手术能做的只是帮忙“调小油量”。至于后续每天“加多少油”“用多少油”，还是得靠患者自己决定。

谈到手术，还有一个逃不开的话题，就是术后副作用。当然，任何一种手术术后都可能会有副作用，但即使放在外科手术的“大家庭”里看，内镜减重温和的“性格”也是数一数二的。内镜手术术后最常见的不适是短暂恶心、腹胀或轻微腹痛，通常 1~2 周内自行消失，远短于传统手术的恢复期。相比之下，属于传统手术的胃旁路术可能导致维生素缺乏、倾倒综合征等问题。但需要警惕的是，任何改变消化系统结构的方法都可能影响营养吸收。例如，胃球囊可能增加胃食管反流风险，而胃缩小术可能导致蛋白质摄入不足，十二指肠转流支架术后需要长期通过口服补充维生素 B_{12} 和铁剂等。因此，正规医疗机构会在术前进行全方位评估，术后提供个性化营养方案，就像给身体安装“减重导航”的同时也配备了“保养手册”。

如果将传统减重手段比作一锤击碎巨石的“大力士”，那么内镜技术就像一位懂得四两拨千斤的“太极高手”，更加灵活。对于 BMI 在 32.5~37.5 千克 / 平方米之间的中度肥胖人群，它提供了介于节食运动和传统外科手术之间的“黄金中间带”。既不需要长期坚持，又避免了手术的不可逆性，比如胃球囊 6~12 个月后即可取出，十二指肠转流支架则是 3 个月后取出，能够给身体留有余地。更重要的是，由于它能打破“减肥－反弹”的死循环，因此，患者不再需要时刻与饥饿感搏斗，幸福感显著提升。毕竟，对很多好不容易完成“减肥大业”

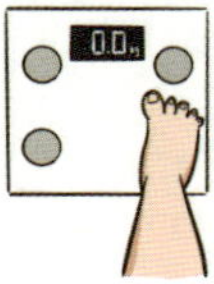

的胖友来说，不用“数着米粒吃饭”的自由感，是久违而珍贵的。

当然，这项技术也并非完美无缺的“天使方案”：不是所有人都适合做内镜手术，它比传统手术要求的体重略低，但也需要 BMI ≥ 27.5 千克 / 平方米，或在合并肥胖并发症的情况下，BMI ≥ 25 千克 / 平方米；它的效果上限通常也要低于传统减重手术，对重度肥胖（BMI > 37.5 千克 / 平方米）的患者可能力不从心；治疗费用也高于常规手段，且尚未被所有保险覆盖，而且内镜减重术比起普通手术，更加依赖于医生的操作经验。因此，如果你决定进行内镜减重手术，首先，最好寻找专业的医疗机构进行评估，看看自己的身体是否适合；其次，选择有丰富经验的医疗中心进行手术也至关重要，不同经验等级的医生就像米其林三星主厨和路边摊厨师的区别一样，看似相同的工序，结果可能有“云泥之别”！

内镜减重手术代表着一种从“破坏性治疗”向“功能性调节”的范式转变。它或许不能让你一夜变成模特身材，但提供了另一个更安全、更人性化的选择。对于我们普通胖友来说，如果你正在与肥胖“斗争”，又或者正为自己血糖、血脂的数字而苦恼，虽说“手术需谨慎”，但或许通过对内镜手术的了解，你能多一个选择，多一份安心。（杨明建）

06 / 医学监督下的减重：专业指导更安心

在减重的路上，你踩过这些坑吗？“每天只吃苹果，3 天瘦 2.5 千克！”“网红减重药，月瘦 10 千克，不反弹！”“跟着网红跳操，腰腹赘肉全消失！”有的人跟着极端食谱饿到头晕眼花，有的人吃了减肥药后腹泻不止，不但减重没见成效，反而伤了身体。其实，减重并非简单的体重数字变化，而是一场需要精心规划和专业指导的“精密工程”，需要专业团队保驾护航——这就是医学监督下的科学减重。

医学监督下的减重，就相当于给身体配备一个“私人健康管家”，由内分泌科医生、营养师、运动康复师、心理医生组成的专业的“健康梦之队”，从饮食、运动、心理到身体指标全方位管理，为你定

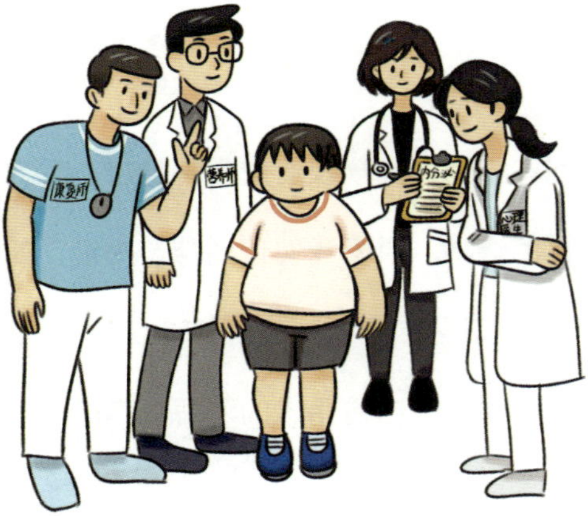

制专属方案，全程监控风险，就像给身体配了一个“智能导航”，每一步都走得明明白白。

多学科团队协作是医学监督下减重的核心。各科专家组成“战队”，各司其职。内分泌科医生会先帮你排查肥胖的原因，是内分泌失调，比如甲状腺功能减退症、多囊卵巢综合征、皮质醇增多症等疾病导致的，还是单纯吃得多、动得少？同时，他们还会借助 BMI、腰围、体脂率、血糖、血脂等指标，评估肥胖类型和健康风险。营养师会根据你的口味、生活习惯，计算每日所需热量，然后按“黄金比例”搭配各种营养素，确保控制热量的同时满足身体营养需求，而绝不是让你饿肚子！运动康复师会先评估心肺功能和肌肉力量，再结合你的运动习惯，设计安全有效的运动计划，避免盲目运动。心理医生则帮忙解决“情绪性进食”问题，教你“正念饮食”方法，引导你用健康的方式替代情绪化进食。

科学评估“看透”身体状况是医学监督下减重的关键。首先，全面体检必不可少，我们需要先揪出隐藏的“健康炸弹”。减重之前不仅要称体重，更要测量体成分，因为同样体重的人，肌肉含量不同，健康状况和减重需求也不同。而且肥胖常伴随高血压、糖尿病、脂肪肝，医生会通过血糖、血脂、肝功能、超声等检查，判断是否需要优先控制基础疾病。例如，脂肪肝患者在饮食上需要减少精制糖的摄入，增加优质蛋白的摄入等。其次，要进行生活方式“摸底”，因为你的习惯决定减重的成败。营养师会通过“72 小时饮食回顾法”，了解你近 3 天吃了什么、吃了多少，找出隐藏的“热量刺客”，比如奶茶、薯片、炸鸡等。运动康复师通过询问你“每天走多少步”“久坐多久”，从“增加日常活动”入手，制订逐步进阶的运动计划。

减重方案的个性化才是硬道理。这些内容都可以交给你的“专业团队”来研究。不过，你也可以按照下面这些简单的小贴士，随时根据自己的身体状况调整计划。在饮食方面，推荐限能量平衡膳食，每天少摄入 300~500 千卡热量，比如原本吃 2000 千卡，现在吃 1500~1700 千卡，但必须保证蛋白质、维生素的供应。同时，也要拒绝“一刀切”，要针对个人情况进行饮食调整。比如爱吃肉的人，可采用“高蛋白饮食”，增强饱腹感；爱吃碳水的人，可以用“粗细粮替换法”，慢慢降低精制糖的摄入。在运动方面，要从“能坚持”开始，循序渐进。想一想自己喜欢什么运动，然后告诉你的运动康复师，帮你确定一个适中的强度——对于新手来说，大概类似于每天快走 40 分钟，或跟着视频做 15 分钟家庭瑜伽。坚持运动 1 个月后，如果身体已经适应，就可以寻求抗阻运动的指导了，如哑铃、弹力带等，增加肌肉量，提高基础代谢率。如果是比较专业的运动，一定要规范动作，做好练前、练后拉伸，以免拉伤肌肉。在心理方面，要告别“减肥焦虑”，建立长期习惯。设定合理目标非常重要，不要追求“月瘦 10 千克”，而要定成“3 个月减 5%~10% 体重”，比如 80 千克的人，目标是 3 个月减 4~8 千克，这样更易实现目标且不伤身体。当出现体重平台期时，医生会帮你分析，是热量摄入变多了吗？还是肌肉增加抵消了脂肪的减少？根据不同的情况调整饮食或运动强度，才能打破“身体适应期”。减重的“最后一道防线”——药物和手术也需要个体化，比如药物适用的人群是 BMI ≥ 28 千克 / 平方米或 BMI ≥ 24 千克 / 平方米合并高血压、糖尿病等，且生活方式干预 3 个月无效者，医生才会根据评估结果开具个体化的减重药物，并监测效果及不良反应，及时调整药物剂量。手术更要慎重选择，仅适合 BMI ≥ 32.5 千克 / 平方米且合并严重并发症，比如重度睡眠呼吸暂停的患者，术后需终身随访，由营养师指导饮食，避免营养不良。

减肥成功后就万事大吉了吗？当然不是！医学监督的关键是长期管理。需要定期复查体成分、血糖、血脂、血压、代谢率等，以便及时调整治疗方案。比如减重后血糖会随之下降，需要减少降糖药物的剂量，避免低血糖的发生。生活方式也需要“续费”，营养师会教你“维持期饮食”，比如周末外出就餐时，用清蒸鱼代替松鼠鱼；运动康复师会设计“维持期运动”，比如每周 3 次、每次 30 分钟中等强度运动，以保持体能并维持代谢率；心理医生的支持也会持续在线，帮你应对“复胖焦虑”，学会灵活应对聚餐、压力等场景。

以下这些人，要想减重一定要找专业团队！首先，肥胖合并慢性疾病，如糖尿病、高血压、心脏病、脂肪肝等患者，如果他们减重的方法选择不当，很可能会使疾病加重，甚至危及生命。其次，尝试多种方法减重失败者，因为多次失败可能要归咎于代谢异常或心理问题了，需要进行专业评估。青少年、孕妈妈、老年人，这些特殊人群最好也要寻求专业人士的帮助后再开始减脂。

减重不是痛苦的自我折磨，而是让身体回归平衡的健康之旅。医学监督下的减重，就像有一群“健康保镖”陪你闯关，营养师帮你规划“饮食路线”，运动康复师设计“安全赛道”，医生实时监控“身体信号”，心理医生帮你击退“放弃怪兽”，让你在减重路上少走弯路，让减重更安心、更持久！毕竟，健康才是人生最宝贵的财富，也是最美的“瘦身成果”！（余红艳）

第5章

特殊人群的减重攻略

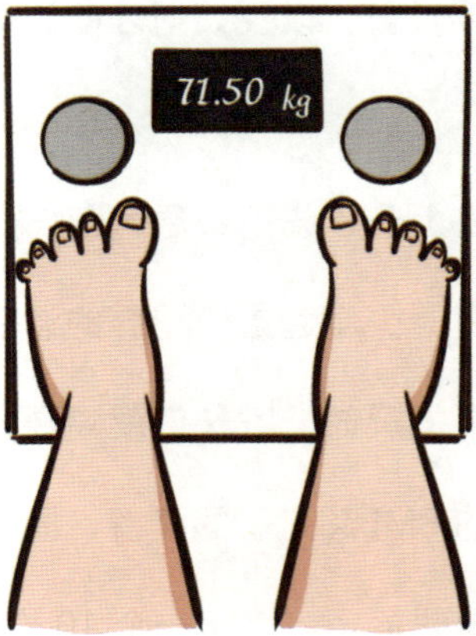

01 / 儿童青少年减重：科学守护成长关键期

在成长的道路上，孩子们就像一棵棵正在茁壮成长的小树苗。有时“肥胖小怪兽”会悄悄潜伏在孩子身边，把他们变成“小胖墩”。有的家长认为“胖嘟嘟代表身体好，不用管”；有的家长却急得团团转，逼着孩子节食，甚至偷偷让孩子吃“儿童减肥药”，结果体重没减下来，孩子的生长发育却停滞了！接下来就带你了解一下，孩子到底需不需要减重，以及如何才能让孩子健康长高、轻松变瘦。

家长看到孩子体重上升，先别着急，首先要“自测”一下，你的孩子真的胖吗？儿童青少年超重和肥胖的诊断标准跟成人是不一样的！当孩子出现以下情况时，家长们就需要警惕：首先，看一下体重指数。如果孩子的 BMI 超过了同年龄、同性别儿童的超重或肥胖界值点，就属于体重超标了。比如一个 10 岁的男孩，体重 40 千克，身高 1.4 米，BMI 为 20.41 千克 / 平方米，对照标准属于超重。

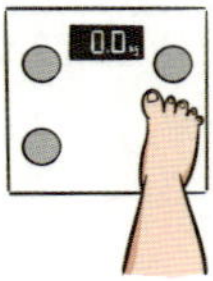

年龄和体重增加的对比关系表

（单位：千克 / 平方米）

年龄（岁）	男生		女生	
	超重	肥胖	超重	肥胖
6.0~	16.4	17.7	16.2	17.5
6.5~	16.7	18.1	16.5	18.0
7.0~	17.0	18.7	16.8	18.5
7.5~	17.4	19.2	17.2	19.0
8.0~	17.8	19.7	17.6	19.4
8.5~	18.1	20.3	18.1	19.9
9.0~	18.5	20.8	18.5	20.4
9.5~	18.9	21.4	19.0	21.0
10.0~	19.2	21.9	19.5	21.5
10.5~	19.6	22.5	20.0	22.1
11.0~	19.9	23.0	20.5	22.7
11.5~	20.3	23.6	21.1	23.3
12.0~	20.7	24.1	21.5	23.9
12.5~	21.0	24.7	21.9	24.5
13.0~	21.4	25.2	22.2	25.0
13.5~	21.9	25.7	22.6	25.6
14.0~	22.3	26.1	22.8	25.9
14.5~	22.6	26.4	23.0	26.3
15.0~	22.9	26.6	23.2	26.6
15.5~	23.1	26.9	23.4	26.9
16.0~	23.3	27.1	23.6	27.1
16.5~	23.5	27.4	23.7	27.4
17.0~	23.7	27.6	23.8	27.6
17.5~	23.8	27.8	23.9	27.8
18.0~	24.0	28.0	24.0	28.0

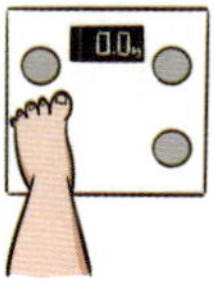

其次要量一下腰围。如果孩子的腰围超过了同年龄、同性别儿童腰围（P_{75} 和 P_{90} 值），即正常腰围高值和高腰围界值点，就算是肥胖。还有，孩子如果出现皮肤褶皱处变黑、性发育异常等情况，都可能是肥胖的信号。

年龄和体重超标的对比关系表

（单位：厘米）

年龄（岁）	男生		女生	
	P_{75}	P_{90}	P_{75}	P_{90}
7	58.4	63.6	55.8	60.2
8	60.8	66.8	57.6	62.5
9	63.4	70.0	59.8	65.1
10	65.9	73.1	62.2	67.8
11	68.1	75.6	64.6	70.4
12	69.8	77.4	66.8	72.6
13	71.3	78.6	68.5	74.0
14	72.6	79.6	69.6	74.9
15	73.8	80.5	70.4	75.5
16	74.8	81.3	70.9	75.8
17	75.7	82.1	71.2	76.0
18	76.8	83.0	71.3	76.1

“小胖墩”需要减重吗？答案是肯定的！因为脂肪细胞在青少年时期会快速增殖，成年后数量就不再变化，仅会发生体积的变化，所以“小胖墩”的脂肪细胞数目远远比正常体重的孩子多，这也是“小

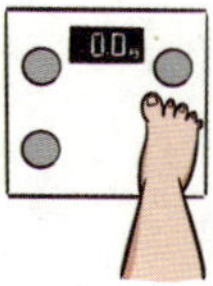

胖墩”长大以后减肥更困难的原因。而且，肥胖“小怪兽”会给孩子的身体亮起“红灯”，比如代谢异常，出现高血糖、高血脂、高血压等问题，甚至心脏、肝脏、肾脏等也可能受到影响。另外，“小胖墩”还容易存在性激素紊乱，导致孩子骨龄超前，骨骺提前闭合，影响孩子的正常生长发育。肥胖还可能让孩子感到自卑、焦虑，甚至出现抑郁情绪，影响其心理健康。那么如何才能有效地减重呢？

千万别让孩子盲目对抗肥胖！家长在准备让孩子减重之前，建议找专业医生来明确肥胖的原因，排除“继发性肥胖”，如甲状腺功能减退、垂体瘤等疾病，很可能去除这些病因后孩子自然而然就瘦了。经过详细评估，明确孩子是单纯性肥胖后，就要开始改变生活方式了。从饮食上说，食物是孩子健康的“燃料站”。孩子处于生长发育期，每日所需能量随年龄增加而增加，建议采取限制能量的平衡饮食，要做到好吃又长个。孩子每天必须吃够“长高三件套”：蛋白质能够保证肌肉和骨骼发育；全谷物中的膳食纤维让肚子饱得久，血糖不飙升；彩虹蔬菜换着吃，全面补充维生素和矿物质。从日常活动来说，运动是孩子燃烧脂肪的“发动机”。鼓励孩子增加日常活动和体育锻炼以增加能量消耗，建议选择有氧运动与抗阻运动相结合，既减少脂肪含量，又保持肌肉含量，在这一点上孩子和成人是一样的。相较于成人，本身不爱运动的孩子可能更难坚持运动，所以一定要选孩子喜欢的项目。如果孩子爱打游戏，就可以试试体感运动游戏；如果孩子坐不住，可以试试打篮球、跳绳等活动幅度大又有趣的项目，让孩子边玩边消耗热量。到了夜间，睡眠是孩子身体的“修复师”。保证孩子每天有足够的睡眠时间，这样才能兼顾身体的生长与脂肪的减少。建议 6~12 岁的孩子每天保证 9~12 小时的睡眠，13~18 岁的孩子每天保证 8~10 小时的睡眠。同时，最好创造一个安静、舒适的睡眠环境，这样有助于提高孩子的睡眠质量。

光靠孩子自己改变，还是有些不够。要知道，孩子的体重管理绝非个人问题，而是整个家庭生活方式的直观映射。从餐桌饮食的搭配到日常运动习惯的养成，孩子的肥胖问题往往藏在家庭生活的细节里。所以，若想帮助孩子实现科学健康减重，家长也必须“反思自己”，用实际行动为孩子树立健康生活的榜样，从家庭环境的源头营造积极健康的生活氛围。首先要进行“厨房革命”，全家一起吃“长高餐”。早餐别凑合，熬杂粮粥时加一把燕麦、几颗核桃，多煮几个鸡蛋，全家一起吃；晚餐要精致，用清蒸鱼、凉拌菜替代红烧排骨，主食换成玉米、红薯，孩子跟着吃，不觉得痛苦和“特殊化”。其次要告别“沙发家庭”，把运动变成家庭活动。家长要多带孩子参加户外活动，如散步、打球、骑行等。每个周末举办一次家庭运动会，如跳绳比赛、羽毛球比赛等，让孩子在运动中感受到快乐。再次要拒绝“体重羞辱”，用鼓励代替批评。比如不说“你看别人多瘦”，改成“你今天主动多走了 1000 步，真棒”，这样孩子不仅更有动力坚持，也能够增强自信心。

前面我们了解过，特殊情况的成人可以通过用药或手术的方式干预，那么，如果“小胖墩”经过生活方式干预仍然瘦不下来，也可以如法炮制吗？这一点需要综合研判，首先，减肥药物肯定是不行的。目前我国尚未批准在儿童和青少年中使用减肥药品。至于减肥手术，一般情况下也不推荐，除非孩子合并以下严重的并发症：睡眠呼吸暂停综合征、2 型糖尿病、非酒精性脂肪性肝炎、原发性高血压、血脂异常、体重量相关性关节病、胃食管反流病、严重心理障碍等。当孩子 BMI ≥ 32.5 千克 / 平方米且伴有至少 2 种肥胖相关的合并症，或≥ 37.5 千克 / 平方米且伴有至少 1 种合并症，才可以考虑代谢手术。

最后，送给家长朋友们一句话：“健康比瘦更重要！”儿童青少年减重，不是让孩子变成“竹竿”，而是帮他们养成受益终身的生活习惯。让他们学会选择健康食物，而非拒绝所有美食；爱上一

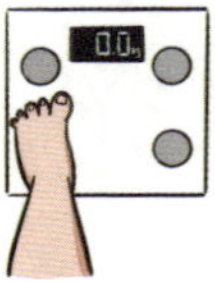

种运动，而非害怕出汗；接受自己的身体，而非被体重秤“绑架”。就像小树苗需要阳光雨露而非揠苗助长，孩子的体重管理需要专业引导和耐心陪伴。

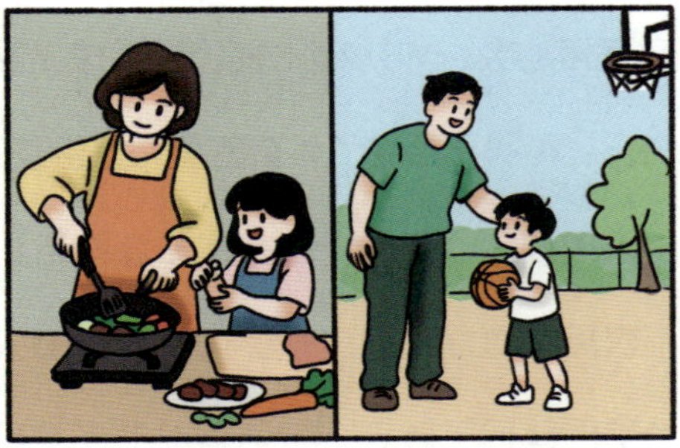

请记住，一个能和家人开心吃饭、快乐运动的孩子，才是真正的“赢在起跑线”！（余红艳）

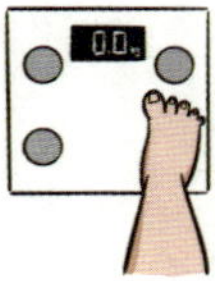

02 / 孕妇与产后减重：妈妈也能美美哒

各位准妈妈，是不是有时看着镜子里突然“膨胀”的自己，不禁怀疑“这还是我吗”？各位新妈妈，是否经常对着镜子里的“游泳圈”和“拜拜肉”长吁短叹？别焦虑，接下来就来聊聊“孕期不胖太快，产后美美回归”的小秘诀，让我们一起用科学守护美丽与健康！

从开始怀孕起，很多准妈妈为了宝宝健康快速成长，被迫开启了“吃货模式”。盲目胡吃海喝，多余的热量就会变成脂肪，在腰上、肚子上“安营扎寨”。我们把怀孕分成三期——孕早期、孕中期、孕晚期，为这场神奇的生命之旅划分了不同的“章节”。就像一部精彩的小说，每个章节都有独特的剧情发展一样，孕期的体重管理也要“分阶段闯关”。

孕早期，即妊娠前 3 个月，要稳住“孕吐关”，别被食欲牵着走。很多孕妇有妊娠反应，应对策略是少量多餐，吃清淡易消化的食物，别强迫自己“硬塞”。此期，宝宝小得像颗黄豆，每天多摄入 150~200 千卡的能量就够了，也就相当于多啃个苹果再喝杯无糖酸奶。运动方面，建议每天散步 20~30 分钟，既能缓解恶心，又能预防便秘。整个孕早期体重目标是每周增重 0.2 千克左右，千万别被

“一人吃两人补”的“老话”忽悠，毕竟胎儿前3个月只需要增加约30克的体重！

孕中期，即妊娠4~6个月，是宝宝猛长期，吃对比吃多更重要。饮食方面，建议每天多摄入300千卡的能量，相当于1杯牛奶加1个鸡蛋，建议优先选择优质蛋白、全谷物和新鲜蔬果。比如早餐来碗杂粮粥、1个水煮蛋，午餐加份清蒸鱼，加餐吃点低糖水果，如蓝莓、苹果，千万别狂吃蛋糕、奶茶，小心血糖“飙车”！运动方面，建议安排孕妇瑜伽或温和的拉伸操，每周3~5次，每次30分钟，这样既能控制体重，又能增强盆底肌力量，对顺产超有帮助。整个孕中期的体重目标是每周增重0.25~0.5千克，像“匀速爬坡”一样，别突然暴涨或停滞。

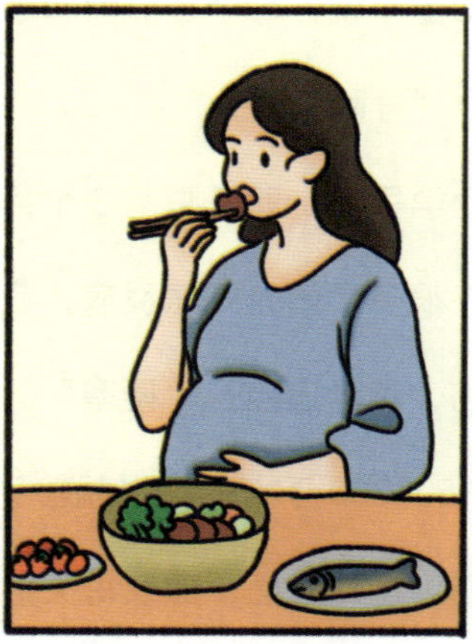

孕晚期，控糖防便秘是关键，肚子大了更要动。饮食方面，要减少精制糖和油炸食品的摄入，多吃高纤维食物，如西兰花、火龙果、奇亚籽等，每天喝1.5~2升水，预防便秘和胎儿过大。运动方面，建议散步和骨盆倾斜练习。每天 30 分钟，帮助胎儿入盆，也能缓解腰背酸痛。孕晚期的体重目标是每周增重 0.5 千克左右，如果单周增重超过 1.5 千克，就得赶紧找营养师调整饮食！

不过，孕妇体重增长存在个体差异，会受到孕前体重、胎儿数目、身体状况等多方面因素的影响。比如孕前体重正常的孕妇，正常情况下整个孕期体重增长应该控制在 11.5~16 千克；孕前体重超重的孕妇，适当减少体重增长；而孕前体重偏轻的孕妇，则可能需要增加体重增长幅度。

好了，经过 40 周的“苦修行”，宝宝终于健康地出生了，新妈妈看着镜子里发胖的自己，却开始另一轮发愁了。有的妈妈是否会直接开启“疯狂内卷模式”，恨不得一夜之间重回“少女时代”？但是盲目减重，不仅会影响乳汁分泌，让宝宝“饿肚子”，还可能出现脱发、贫血等“副作用”。其实，产后体重管理就像给身体“升级系统”，也要分阶段、循序渐进，才能安全有效地瘦下来。

产后 1~3 个月，先修复，别“硬刚”。产后的子宫像“泄了气的皮球”，从西瓜大小缩到鸡蛋大小，盆底肌被分娩“拉松”，伤口还在愈合。此时千万别疯狂减肥，要优先修复和哺乳，否则容易奶量少、脱发、漏尿！饮食方面，建议每天额外增加 500 千卡能量，相当于 1 碗杂粮饭加 100 克瘦肉。运动方面，顺产的妈妈，产后 2~3 天就能做些简单的产后操。比如给肚子做“充气放气游戏”的腹式呼吸练习，每天 3 组，轻松激活腹部肌肉；还有凯格尔运动，通过收缩肛门和阴道周围的肌肉，让盆底肌力量直接“拉满”，告别产后漏尿的尴尬。剖宫产的妈妈可得沉住气，等伤口基本愈合后，大概产后 10~14 天，才可以开始循序渐进地运动。从盆底肌训练开始，做温和的产后修复操，比如腹直肌分离修复动作，不要过早做卷腹、平板支撑等高强度运动。此期体重目标是每周体重下降 0.25~0.5 千克，让身体慢慢“甩肉”。

产后 4~6 个月，温和减脂，建立规律。这个时期激素逐渐稳定，子宫基本归位，盆底肌也恢复了些力气，此时可以开始缓慢减脂。饮食方面，要粗细搭配，控制“隐形热量”。推荐均衡饮食，每天吃 12 种以上食物，粗细粮搭配，晚餐清淡少油，戒掉奶茶和零食。吃饭的顺序也有讲究，可以运用我们在前文里提到的内容，也就是“反着来”：先喝半碗汤，再吃蔬菜，最后吃主食和肉，这样能减少 30% 的主食摄入。运动方面，可以从“带娃动”过渡到“主动练”。带娃就是“天然运动”，可以推婴儿车快走 30 分钟，相当于燃烧 150 千卡热量；也可以抱着宝宝做“亲子深蹲”，亲子互动和燃脂

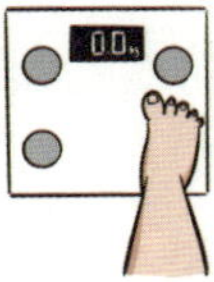

一举两得。时间和身体条件允许的话，还可以安排上产后瑜伽，重点练肩颈、猫式伸展、臀桥，每周 3 次，每次 20 分钟，能悄悄紧致肌肉。此阶段的体重目标是争取恢复到孕前体重。如果孕前 BMI 正常，每周减重 0.5~1 千克最安全，别追求“月瘦 10 千克”，健康才是第一位。

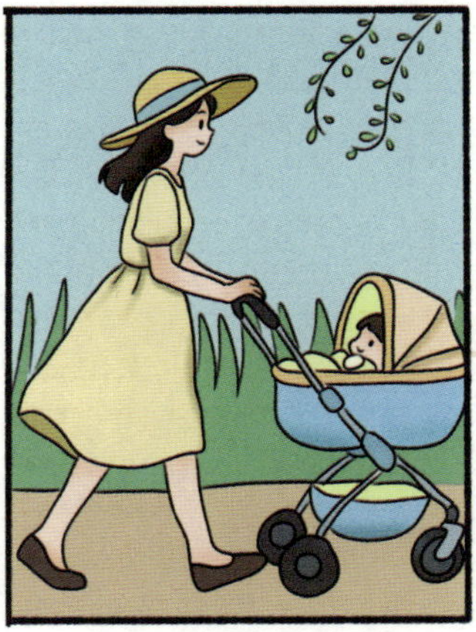

产后 7~12 个月，强化训练，以塑形为主。这个时期，子宫回到盆腔，盆底肌和腹直肌基本恢复，此时可以慢慢增加运动强度，同时预防体重反弹。饮食方面，要精准控量，拒绝“隐形胖”，保持“低油少糖高纤维”，比如用蒸、煮代替油炸，多吃抗炎食物，如深海鱼、坚果、深色蔬菜等，规律进餐，切忌暴饮暴食。运动方面，建议有氧运动联合抗阻训练，“精准打击”脂肪。有氧运动可以选择慢跑、跳绳、游泳等，每次 30 分钟，每周 3~5 次。抗阻训练则可以重点关注腰腹、大腿和臀部，选择仰卧抬腿、侧卧卷腹、深蹲等动作，每组 15 次，每天 3 组，每周 2~3 次。此阶段的体重目标是维持正常体重，塑造完美身材。

怀孕不是“发胖许可证”，产后也不是“身材终点站”。科学管理体重，既能给宝宝最好的成长环境，也能让自己在人生新阶段自信绽放。慢慢来，你值得温柔对待自己的身体，时光会奖励每一分用心，一定要健康变美，迎接元气满满的每一天！（余红艳）

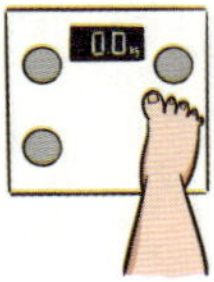

03 / 老年人减重：健康长寿的秘诀

俗话说“千金难买老来瘦”，但也有人说“年纪大了，胖点更扛病”，其实，这两种说法都不完全对。对老年人来说，体重管理就像走钢丝，比年轻时更要注意。这是由老年人的生理特性决定的：随着年龄增长，人的肌肉本来就会慢慢“生锈”，严重时可能还会发展到病理状态下的肌少症；如果过度节食减重，肌肉会掉得更快，会出现走路没劲、容易摔倒等症状。但是老年人太胖同样不行：高血压、糖尿病、冠心病、关节痛等慢性疾病可能就会在过多脂肪的“引路”下盯上你。尤其是肚子里的内脏脂肪，还会偷偷释放炎症因子，让心脏、血管、肝脏也跟着“遭殃”。所以，老年人减重的核心不再是“瘦成一道闪电”，而是“减脂增肌”，让身体保持“年轻态”。

科学减重的第一步就是吃对三餐，留住肌肉。很多老年人一听说减重，就靠啃馒头、喝稀粥“饿肚子”，结果体重没降多少，肌肉先掉了，导致走路腿软、免疫力下降。科学饮食讲究“三多三少”：首先，蛋白质要“够量又优质”，给肌肉“加油”。蛋白质就像肌肉的“保龄丸”，60 岁以上老人每天每千克体重需要 1.0~1.5 克蛋白质，比正常年轻人还要多。鸡蛋、鱼肉、瘦肉、豆腐、低脂奶都是优质选择，建议三餐均匀分配，比如早餐 1 个鸡蛋加 1 杯奶，午餐巴掌大小的瘦肉、掌心大小的鱼虾，晚餐拳头大小的豆腐。千万不要觉得自己年纪大了消化不了，就一口肉也不吃，别让肌肉“饿肚子”。其次，碳水化合物选“粗”不选“白”。白米饭、白馒头升糖快，容易饿，还会让血糖像坐过山车一样忽高忽低。试试把一半主食换成“全谷物”，早餐煮点燕麦、玉米糙，午餐蒸点杂粮饭，晚餐来个红薯或山药。这些“粗粮食”膳食纤维丰富，吃一点就顶饱，还能做肠道“清道夫”，悄悄带走多余脂肪。再次，多蔬多果多营养。蔬菜水果中富含维生素、矿物质及膳食纤维，尤其是绿叶菜，能量低，饱腹感强，老年人应当多吃些。每天应食用蔬菜不少于 300 克，水果不少于 200 克。最后，口味上要少糖、少盐、少油，清淡饮食才更长寿。甜甜的酥糖饴糖、炒菜的菜汤、炖肉的肉汤，这些可口“下饭”的东西都是肥胖和高血压的“帮凶”。建议每天盐的摄入量不超过 5 克，油的摄入量不超过 25 克，炒菜少勾芡，零食换成每天一小把原味坚果。

运动要“聪明选、巧用力”，越动越年轻。“我膝盖不好，不能运动”“年纪大了，散步就行”……这些想法误区，让很多老人错失了最佳的增肌机会。科学运动要“三管齐下”：首先，有氧运动是燃烧脂肪的“卡路里杀手”。老年人可以选择快走、打太极拳、跳广场舞等，运动强度达到“自我感觉轻微喘气但能说话”即可，每天 30~50 分钟，每周 5 天，累计 150 分钟，和老伙伴们聊着天，晒着太阳，不知不觉间就完成了。其次，抗阻训练是留住肌肉的“魔术”。别觉得举铁是年轻人的专利，老年人可以量力而行，用 1~3 千克的小哑铃或弹力带做上肢训练，或者靠墙静蹲或坐姿抬腿练下肢，每周 2~3 次，每次 20~30 分钟。这样锻炼，肌肉多了，基础代谢率也就提高了，更健康的同时也能消耗更多脂肪，孙子孙女看了都要夸你“时髦”！最后，平衡训练是防摔倒的“隐形保镖”。在保障安全的情况下，可以选择单脚站立、走直线、瑜伽树式，每天 10 分钟。这些训练能提高平衡能力，让身体更灵活，降低老年人的摔倒风险。

老年人减重还需要家人的“正向助力”。在夕阳红的年纪，还要一个人走在减重路上，难免产生一些孤独、焦虑的情绪，这样容易陷入“情绪性进食”的困境。这时候，家人的陪伴就是

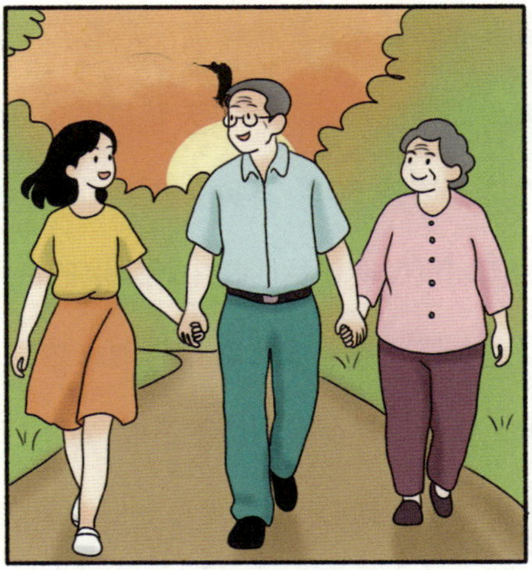

最好的“减重良药”。对儿女来说，如果想要帮助老人减重，可以跟老人一起做饭，准备低盐低脂的家庭餐，避免老人因单独吃“减肥餐”而产生抵触情绪。结伴运动也很重要，陪父母跳广场舞、打太极、散步等，既锻炼了身体，又增进了感情。还要定期帮老人记“体重日记”，关注身体变化而非单纯关注数字，及时鼓励其进步。

最后强调一下，老年人减重的原则是“尽力而为，量力而行”，一定要时刻关注自己的身体是否可以承受减重计划的强度，千万不要勉强！老年人减重最忌讳的就是“一刀切”和“攀比心”。每个人的身体基础、健康状况和运动能力不同，不必强求“完美达标”。比如牙口不好的老人，不必硬啃全麦面包，可把杂粮煮软或打成糊；关节疼痛的老人，深蹲幅度不必追求“标准 90 度”，靠墙静蹲或坐姿抬腿同样能锻炼肌肉。关键是要根据自己的节奏，循序渐进，今天比昨天多走 50 步，就是进步。运动时尤其要关注身体信号，比如轻微喘气但能说话，是中等强度的合适状态；若心慌、关节刺痛，要立刻停下调整。家人在陪伴时，也别忘了帮忙“把关”，比如观察老人运动后是否累到吃不下饭、睡不好觉，及时协助调整运动强度。一定要保持轻松心态，享受每一口健康饮食、每一次舒展身体的过程，而不是盯着体重秤上的数字。

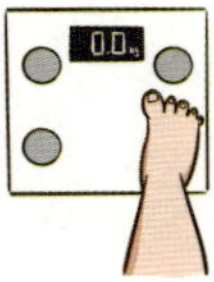

以下这些老人减重需谨慎：首先，合并心力衰竭、肾脏病、骨质疏松症等疾病时，建议先找医生评估，再制订个体化减重方案，千万别盲目减重；其次，术后康复期、贫血或营养不良的人，优先补营养，等身体恢复后再循序渐进地调整饮食和运动；再次，长期服用激素或慢性疾病药物的人，有些药物可能影响体重，需在医生指导下服用，避免药物与减重方案发生冲突。

健康减重，让晚年“轻”松精彩。老年人的减重不是单纯的“减法”，而是给身体做“优化升级”——留住肌肉和活力，降低慢性疾病风险。在减重计划的“车程”中，合理饮食是“油门”，科学运动是“方向盘”，家人支持是“加油站”。每天多吃一口优质蛋白，少坐 10 分钟，多走 200 步，这些微小的改变，会在半年后兑现成果：你会发现衣服尺码大了，爬楼不喘气了，体检单上的箭头少了，连心情都跟着轻快起来。别让“发福”成为健康绊脚石，用科学方法管理体重，才能享受步履轻盈、活力满满的晚年生活！（余红艳）

04 / 糖尿病患者减重：如何“管住嘴”

“糖友”们有没有发现，腰围和血糖就像一对“难兄难弟”？这边肚子刚鼓起 1 厘米，那边血糖就像坐电梯似的往上蹿！为什么必须“管住嘴”？因为当你胡吃海喝时，多余的热量会变成脂肪囤在肚子里，这些“坏脂肪”会释放炎症因子，让肌肉、肝脏对胰岛素“不理不睬”。打个比方，胰岛素就像是把葡萄糖送到细胞里的“快递小哥”，内脏脂肪在细胞门口堆了一堆“垃圾”，葡萄糖送不进去，只能在血液里“堵车”。胰腺为了降糖，赶紧让 β 细胞加班生产胰岛素，时间长了 β 细胞被累垮，糖尿病就越来越严重。研究表明，体重每降低 5%，胰岛素会提升 20%，相当于给身体的“血糖调节开关”上了润滑油。所以，糖友的体重管理，本质是给胰岛素“减负”。

对我们糖友来说，“管住嘴”不是饿肚子，而是掌握科学饮食法，吃饱吃好还能稳血糖、甩赘肉，这才是真正的“干饭智慧”！糖友掌握以下 6 个法则，让你吃得满足还能稳血糖、减体重！

法则一：是主食选“硬”不选“软”，稳住血糖不飙升。白粥、烂面条是“血糖刺客”，吃完半小时血糖飙涨，最好换成“硬一点”的主食稳住血糖。同样 100 克的食物，粥的升糖指数明显高于米饭。实在爱喝粥，就提前泡米冷藏，因为冷藏后抗性淀粉增加，升糖速度变慢。记得加把燕麦、杂豆，煮成“稠粥”，别煮成“米汤”，这是因为主食的要粗细搭配，最好讲究比例，每天主食三分之一换成全谷物，三分之一留作杂豆，三分之一是薯类。比如早餐吃燕麦片加一个鸡蛋，午餐吃杂粮饭，晚餐蒸半根红薯。这样吃主食，在保证碳水摄入量的同时，血糖也不会有太大波动。

法则二：是蛋白质“站岗”，每餐都要有，抗饿又护糖。蛋白质是糖尿病患者的“黄金搭档”，基本不升高血糖，还能延长饱腹感的时间，减少身体对碳水的依赖。糖友每天每千克体重需要 1.2~1.5 克蛋白质，比如 60 千克体重的患者每天需进食 72~90 克，相当于早餐吃 1 个鸡蛋加 1 盒 200 毫升牛奶；午餐吃一块掌心大小的清蒸鱼和一块拳头大小的豆腐；晚餐吃 50 克瘦牛肉和一把水煮毛豆。记得优先选择白肉和植物蛋白，如鱼、虾、鸡胸肉、豆腐，它们低脂又优质。避免加工肉，如香肠、培根等，含钠量太高会损伤血管，还会增加炎症风险。

法则三：是脂肪要“择优录取”，坏脂肪拉黑，好脂肪留下。很多糖胖患者一听到“脂肪”就瑟瑟发抖，仿佛所有脂肪都是控糖减肥路上的“洪水猛兽”。其实，脂肪是分“好坏”的。“坏脂肪”是潜伏在美食里的“健康刺客”，主要包括反式脂肪和饱和脂肪。反式脂肪主要藏在油炸食品、加工零食中，被称为“胰岛素抵抗加速器”，不仅让血糖更难控制，还会加速腹型肥胖，增加脂肪肝、心血管病风险；饱和脂肪藏在肥肉、动物油脂中，过量摄入会升高“坏”胆固醇，还会像我们在本节开头说的一样，刺激炎症反应，进一步加重胰腺 β 细胞负担。“好脂肪”是守护健康的“营养卫士”，比如，一些不饱和脂肪酸，它们在人体内发挥不同的作用，分别存在于坚果种子、深海鱼和植物油中。坚果种子，如核桃、巴旦木等，既能延长饱腹感，又能改善血脂，降低心血管疾病的风险。三文鱼、沙丁鱼这类深海鱼，既能改善胰岛素抵抗，又能清理血管垃圾，每周吃 2 次，护心又护糖。植物油，如橄榄油、菜籽油等，能降低餐后血糖波动，减少动脉硬化风险，建议每天用油量控制在 25~30 克，以凉拌或低温烹饪为最佳。学会“挑食”，就能让脂肪从“甜蜜负担”变身“健康助力”，为控糖减肥之路保驾护航。

法则四：是蔬菜当“盾牌”，用膳食纤维帮肠道“拖慢血糖”。蔬菜中的膳食纤维像“海绵”一样，吸水膨胀增加饱腹感，还能包裹碳水化合物，减缓消化吸收，使葡萄糖的释放变得缓慢而平稳。研究发现，每天摄入 25~30 克膳食纤维，可使餐后血糖峰值降低 20%~30%。不过，膳食纤维发挥多少控糖作用也是有讲究的。烹饪

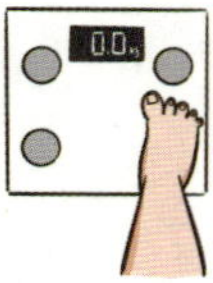

时尽量选择蒸、煮、快炒等方式，避免长时间炖煮破坏纤维结构。每餐蔬菜摄入量应占餐盘的一半，绿叶菜、菌菇、豆类搭配食用，才能让膳食纤维这道“血糖盾牌”发挥最大功效。

法则五：是分餐控量，少食多餐，拒绝暴饮暴食。分餐控量让血糖“小步慢跑”而非“冲刺”。三餐变五餐，每餐“刚刚好”。早餐 7 点，一杯无糖豆浆、一片全麦面包、一小把菠菜；上午 10 点，一个猕猴桃、10 颗杏仁；午餐 12 点，半碗杂粮饭、一块清蒸鱼、二拳蔬菜；下午 3 点，一盒无糖酸奶、一片苏打饼干；晚餐 6 点，半碗杂豆粥、一块瘦肉、二拳蔬菜。分餐能避免一次吃太多导致血糖飙升，每餐间隔 3~4 小时，别让胃“暴饮暴食”。

法则六：是吃饭顺序“倒着来”，血糖波动少一半。先喝半碗

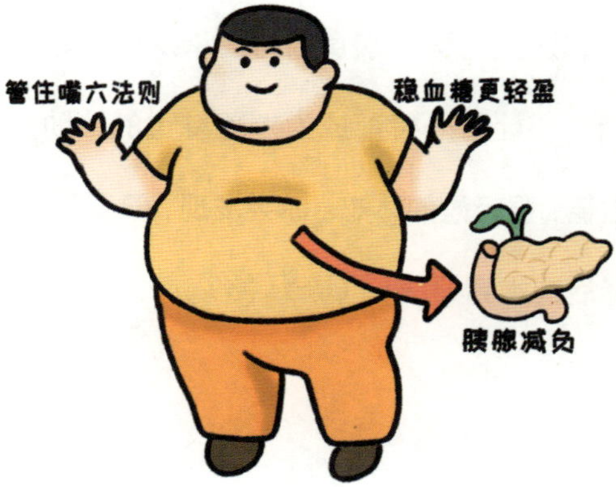

汤，选择少油的蔬菜汤，别喝浓肉汤，让胃先“半饱”。再吃一拳菜，凉拌菠菜、清炒苦瓜，膳食纤维打底，减少后续碳水吸收。接着吃一拳肉，水煮虾、清蒸鸡胸肉，蛋白质下肚，饱腹感升级，能减少三分之一的主食摄入量。最后吃半碗饭，此时已半饱，主食自然吃不多，且优先选择杂粮饭，血糖想高都难。研究发现，按这个顺序吃饭的糖尿病患者，餐后血糖峰值比常规顺序低 20%，相当于给血糖装了“减速带”。

糖友们记住，每一口食物都是给身体“投的票”。选择低升糖指数的全谷物，是给血糖投“稳定票”；多吃蔬菜蛋白质，是给胰岛投“减负票”；拒绝高糖高盐的食物，是给血管投“健康票”。当你学会用全谷物代替白米饭，用蔬菜填满餐盘，用分餐稳定血糖，会发现体重悄悄下降，血糖药越吃越少，甚至有一天医生会说“你可以停药了”，这就是科学饮食的力量。从今天起，做自己食欲的“智慧管理者”，让每一餐都成为控糖减重的“助推器”，你会拥有更稳定的血糖、更轻盈的体态。你会发现，健康从来不是牺牲享受，而是智慧选择后的水到渠成！（余红艳）

第 6 章

传统医学与减重

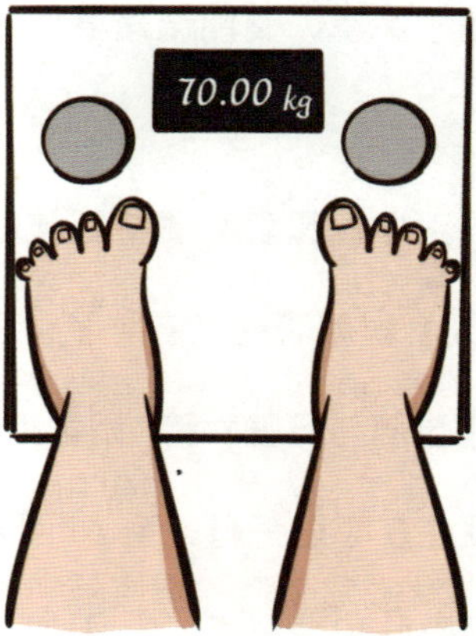

01 / 药饮与减重：中医智慧里的轻盈之道

在快节奏的现代生活中，减肥成了很多人的“人生必修课”，人们也追求着更迅速、更方便的减肥方法。到处都是“三天瘦五斤”“躺着就能瘦”的广告，看得人眼花缭乱。当我们被各种或专业，或不靠谱的快速减肥法“轰炸”时，不妨回望一下我们老祖宗留下的智慧——中医药饮。看起来普普通通的草药，组合在一起就成了天然的“减肥茶”，既有助于减重，又能调理身体，更是一种生活智慧的传承。

首先，我们了解一下中医是怎么看待肥胖的。我们的老祖宗在2000年前的《黄帝内经》里就研究过肥胖了，还给肥胖者起了个外号叫“肥贵人”。书里指出胖与五脏六腑“闹罢工”、吃得太油腻（“数食甘美而多肥”）以及住在哪里都有关系（“西方者……其民华食而脂肥”），还早早发现肥胖和糖尿病、中风这些病都是“好哥们”。另外，与西医主要从“热量过剩”角度解释不同，中医对肥胖有着独特的认识体系，认为肥胖不仅是简单的体重问题，更是人体内在平衡被打破的外在表现，就像家里的水管堵了，表面是水龙头不出水，其实可能是整个系统出了问题。也就是说，在中医的视角里，减肥不能光算卡路里，还要多看看身体里哪里“卡壳”了。

虽然都是肥胖，但每个人身体出现的问题都不一样，治疗也要个性化——这就是中医学讲究的“辨证论治”理念。对于中医药饮的应用也是如此：需要根据个人具体中医证候分型选择合适的药饮，像“私人订制”一样，得“看人下菜碟”！肥胖的中医辨证分型主要分为：胃热火郁（火气大型）、痰湿内盛（湿气重型）、气郁血瘀（气堵型）、脾虚不运（脾胃虚型）以及脾肾阳虚（怕冷型）。所以，中医减肥得先看看你是哪种证型：火大的要“降火”，湿重的要“排水”，气堵的要“疏通”，体虚的要“充电”，怕冷的要“升温”。严重影响生活质量的，需要在执业中医师指导下，系统使用

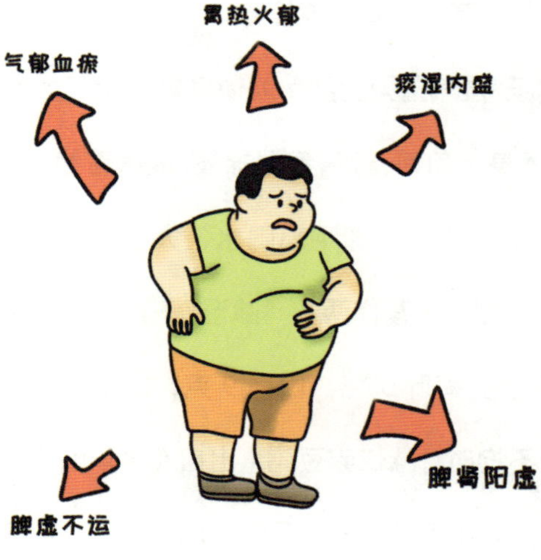

中医处方治疗；而对于症候尚轻的胖友，可以依据“药食同源”的原则，进行简便易行的食疗。下面，我们就来看看，你到底是哪种类型的肥胖，适合什么样的药饮吧。

如果你属于“胃热火大型肥胖”，身体会发出这些信号：特别容易饿，刚吃完没多久又想吃，大便黏马桶或干硬难排，总是口干舌燥想喝水，舌头偏红，舌苔发黄。推荐两款“灭火”瘦身汤：冬瓜瓤汤（出自《圣济总录》），鲜冬瓜250克煮汤代茶饮用；雪羹汤（出自《古方选注》），海蜇50克，荸荠4枚，煮汤，食盐调味即成。这两款汤饮如同夏日里的清凉使者，为身体“消暑降温”。如果你属于这类人，应少吃烧烤、火锅等燥热食物；适合搭配苦瓜、梨子等凉性食材；如果出现腹泻，说明凉性药吃得过了，要减量或停用。

如果你属于“湿气重型肥胖”，就像身体里积了太多废水排不出去，具体表现有：浑身沉甸甸，像背着湿棉被，能躺着绝不坐着，特别犯懒，头昏昏沉沉，嘴巴觉得干却不想喝水，大便黏马桶，舌头胖大有齿痕，舌苔又白又腻。推荐你两款“除湿”药饮方：荷叶茶（出自《随息居饮食谱》），荷叶9克，山楂9克，陈皮9克，沸水冲泡，每日代茶饮用，不拘时；薏仁赤豆粥（出自《中华临床药膳食疗学》），薏苡仁50克，赤小豆50克，泽泻10克，泽泻先煎取汁，与赤小

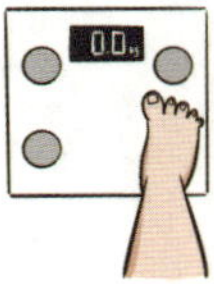

豆、薏苡仁同煮为粥。这两款药饮能够像“抽湿机”一样帮身体排水。这类人一定要戒冰饮、甜食，每天快走 30 分钟帮助排湿，药饮早上服用效果佳。

如果你属于“气堵型肥胖”，就像身体的气血被堵住了一样，具体表现有：总想叹气，胸口像压着大石头，脸色发暗，嘴唇颜色深，手脚容易发青发紫，大便干燥，睡眠差，男性性欲下降，女性月经不调，有血块，舌头有瘀斑。推荐你使用玫瑰花汤和藕粉粥进行“疏通”。玫瑰花汤（出自《饲鹤亭集方》），选用玫瑰花初开者 30 朵，煮水，加适量冰糖即成；藕粉粥（出自《本草纲目》），食用藕粉 30~45 克，煮水饮用。这两款药饮能够像“解压神器”一样帮身体疏通淤阻。如果你属于这类人，可每天做深呼吸练习，睡前泡脚促进血液循环。

如果你属于“脾胃虚弱型肥胖”，就像身体的“消化引擎”动

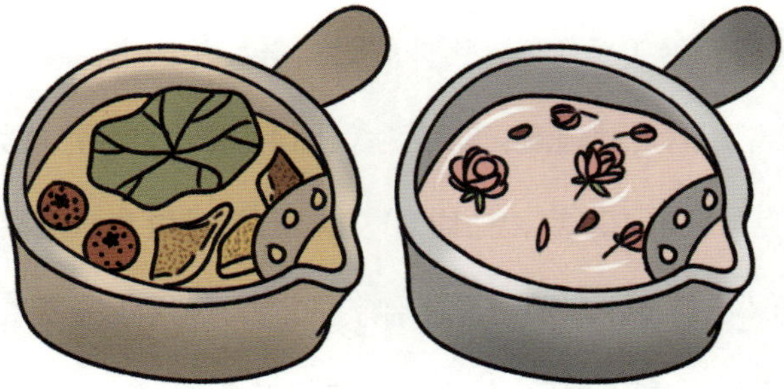

力不足，具体表现有：全身虚胖，总觉得累，像背着沙袋生活，肚子胀胀的，手脚容易水肿，下午更明显，大便要么稀溏要么干结，舌头胖大有齿痕。推荐你两款“充电加油”药饮方：茯苓赤豆粥和党参鸡丝冬瓜汤。茯苓赤豆粥（出自《中华养生药膳大典》），用茯苓 30 克，赤小豆 100 克，小米 50 克，共煮成粥；党参鸡丝冬瓜汤（出自《中华养生药膳大典》），鸡脯肉 200 克，冬瓜 200 克，党参 3 克，煮汤服用。这两款药饮能够像“能量包”一样帮身体加油充电。如果你属于这类人，一定要吃温热食物，要细嚼慢咽，饭后散步 15 分钟以助消化，晚上用热水袋敷肚子。这种体质要像照顾小宝宝一样照顾脾胃，消化好了，赘肉自然就会消失。

如果你属于“怕冷型肥胖”，就像身体里的“小火炉”怎么也暖和不起来，具体表现有：特别容易累，走两步就气喘吁吁，手脚冰凉，夏天也要穿袜子睡觉，喜欢喝热水，吃热乎的食物，小便清长，晚上总起夜，舌头颜色淡，舌体胖大。推荐两款“装暖气”的药饮方：韭菜粥和附片鲤鱼汤。韭菜粥（出自《中华食物疗法大全》），韭菜 20 克，粳米 100 克，杜仲 10 克，薏苡仁 20 克，煮粥服用。附片鲤鱼汤（出自《中华药膳辨证治疗学》），制附片 6 克，鲜鲤鱼 1 条（约 500 克），煮汤服用。这两款药饮能够像“暖气”一样温暖身体。

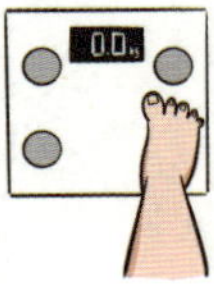

如果你属于这类人，一定要戒掉所有冰镇饮食，每天晒太阳 30 分钟，睡前用艾叶泡脚 20 分钟。这种体质减肥就像解冻冰箱，要先升温才能融化脂肪！把身体暖起来，代谢自然就提高了。

不过，药饮虽好，还是应在专业中医师指导下使用，避免盲目跟风。记住，中医药饮不是“魔法药水”，而是帮助我们回归健康生活方式的媒介。只有在健康生活中慢慢扎实地减脂，才是真正的“快”。（薄文嘉）

02 / 穴位按摩减重：学会使用瘦身“快乐穴”

在上一节中，我们已经介绍了使用药饮进行减肥的办法。有胖友要问了：有“内服”的中医减肥方法，那有没有“外敷”的办法呢？当然有了！下面，向大家介绍穴位按摩——一种除了能够发挥治病效果之外，在帮助人们健康减肥方面也能“发光发热”的传统中医疗法。

按摩，又称推拿、按蹻，在我国已经有好几千年的历史，它是我国传统医学的重要组成部分，是在中医经络和脏腑学说的基础上根据人体解剖形成的一种治疗保健手段。简单解释一下它的原理：经络就是我们身体里的“能量高速公路网”，这些看不见的“公路”连接着五脏六腑和全身各处。经络上有许多“服务站”，也就是穴位，它既是身体出问题的“报警器”，也是治病的“开关”。按摩就是通过刺激这些穴位，帮身体疏通“堵车”的地方，让气血运行更顺畅。中医学认为，通过穴位按摩，能够激活经络传导，从而调节五脏六腑的功能，平衡阴阳，使体内多余脂肪加速分解代谢，转化成能量，从而达到减肥瘦身的目的。现代研究也证明，穴位按摩能加快按摩部位的血液循环，提高能量消耗。而且，按摩时的按压和摩擦能直接分解被推拿部位的脂肪组织，产生的热能还能消耗多余的皮下脂肪，所以对减肥有一定效果。由于按摩是非药物干预的绿色疗法，因此它具有安全舒适、无毒副作用，也不受时间地点限制的优点。毕竟，我们就算不减肥，偶尔也会去按摩放松一下呀！

看到这里，是不是有胖友心动了？现在中医按摩市场鱼龙混杂，如果胖友去按摩减肥，那么一定要关注按摩师的手法与穴位，避免“交学费”。先来说手法，穴位按摩手法有很多，主要包括一指禅推法、指按法、指揉法、点法、指振法等。一指禅推法是用前臂像钟摆一样带动手腕，手腕自然晃动，最终通过拇指持续地作用于治疗部位。指按法就是用拇指垂直往下按，像按电梯按钮那样，可双拇指重叠按压。指揉法是用手指在穴位上做轻柔和缓的环旋活动，像在皮肤上画硬币大小的圆圈一样，也可用二指或者三指揉。点法是用指端或关节突起部点按治疗部位，也可借助器械进行操作，如用点穴棒。这种手法具有类似针刺的效应，所以也被叫作“指针”。指振法自带“震动模式”，是将食指、中指指端置于穴位，通过前臂和手的肌肉强力的静止性用力，产生快速而强烈的振动。

穴位按摩减肥的效果好不好，选对穴位是关键。合理的穴位搭配能够更好地调节人体的脏腑功能、气血运行，从而达到减肥的效果。穴位按摩讲究因人、因病、因症、因时、因地制宜，采用和组合不同的治疗方法。如果是治疗单纯性肥胖，一般选用胃经、任脉、脾经的经穴，以下列出一些常用的穴位及其功效，供胖友参考：

足三里：是胃经的“合穴”。它就像是身体的“消化系统开关”。通过刺激它，能给肠胃功能来个“全面升级”，改善“喝凉水都长胖”的体质。

三阴交：是足三阴经（肝、脾、肾）的交会穴。它是连接脾经、肝经、肾经三条“高速公路”的交通枢纽，刺激这里相当于同时给这三个系统“加油充电”，促进全身的代谢功能，改善消化吸收功能，减少脂肪的堆积。

关元：是小肠经的“募穴”。它就像身体的“燃脂暖炉”，刺激该穴位能够补肾阳，加速脂肪的分解，让新陈代谢火力全开；同时还能调节内分泌系统，改善生殖系统功能。

命门：是督脉上的重要穴位。它就像你后腰上的“生命能量按钮”，为“元气之根本，生命之门户”。这里藏着身体最重要的“阳气仓库”，刺激该穴位可以温补肾阳，促进新陈代谢，加速脂肪的分解，同时也能调节内分泌系统，改善生殖系统功能。

中脘：是胃经的“募穴”。它就像肠胃的“智能调节器”，刺激这里能够让消化系统工作更高效。特别适合那些“肚子大、消化差”

的肥胖类型，通常配合按揉足三里等穴位一起使用效果更好。

天枢：是大肠经的“募穴”。名字源自“枢纽”的意思，管着上下通气。刺激该穴位能够调节肠道功能，促进肠道蠕动，改善便秘，减少脂肪堆积，消除“游泳圈”。

丰隆：是胃经的“络穴”。它就像是身体的“除湿机”和“健胃消食片”的合体，刺激该穴位能够化痰湿，调节脾胃功能，改善“吃什么都胀”的消化不良症状，减少脂肪的囤积。

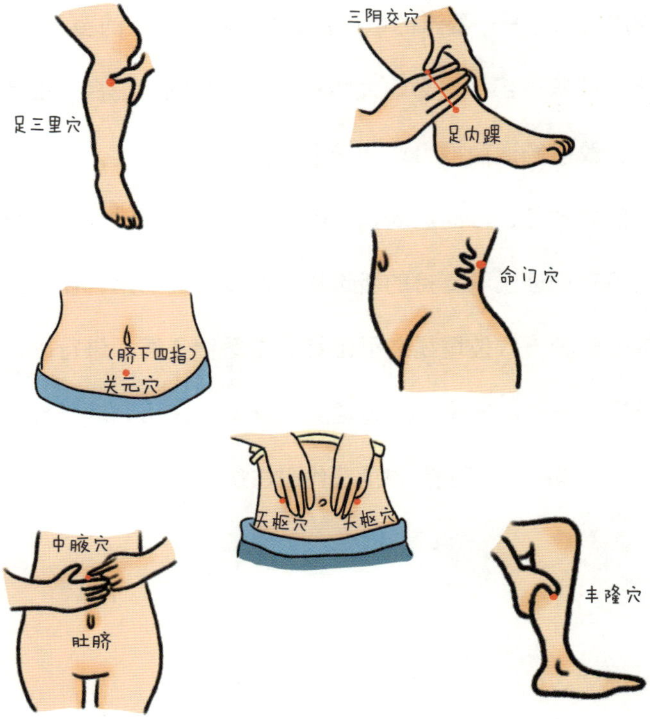

穴位按摩也有一个小缺点，就是需要长期坚持。但是随着生活节奏的加快，很多胖友无法做到“每日一按”。这时候，就轮到“穴位埋线”这个更高效的办法出场了。穴位埋线疗法就像是一个“升级版”的针灸减肥。医生使用埋线专用针，把一小段能被身体吸收的“美容线”埋在你身上的关键穴位里，形成对穴位的长效温和刺激。这种“针、线、穴”三位一体的作用模式，能够持续调节神经系统功能，改善能量代谢。现代研究认为，穴位埋线的生物学作用机制主要包括：调节饱腹感信号——瘦素的敏感性，纠正肥胖患者的瘦素抵抗状态；调节代谢“指挥部”，影响大脑和内分泌系统的配合，维持能量代谢平衡；改善肠道菌群，增加肠道里的“好细菌”，帮助身体更好地消化吸收营养，进而达到减重的目的。穴位埋线疗法为肥胖管理提供了具有循证医学支持的新选择。需要强调的是，作为综合干预方案的一部分，穴位埋线必须由专业中医针灸医师进行操作，并配合生活方式干预。未来，随着更多大样本临床研究的开展，这一疗法有望在造福胖友的同时，也能在代谢性疾病防治领域发挥更大作用。

（薄文嘉）

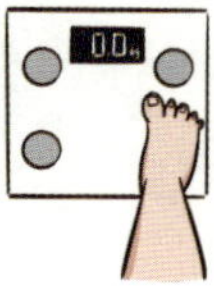

03 / 传统运动项目与减重：太极拳、五禽戏、八段锦

中国传统医学博大精深，除中医药外，还有一种超酷的减重方式，就是行气导引术。它不仅是中华文明千年传承的文化瑰宝，更是藏在拳脚之间的“天然减肥药”。现代社会中，行气导引术更多是作为一种传统健身项目出现在我们生活中的。在清晨的公园和广场上，人们动作柔缓，一招一式行云流水，从而达到改善心肺功能、强身健体的功效。而在减重计划里，它也可以成为我们对抗脂肪的秘密武器，让身体在刚柔并济中燃烧热量，在呼吸吐纳间重塑体态。

行气导引术吸取了中国古代养生法则，心静体松，内外兼修，强调心、神、意、气与身体的统一，通过各种招式和动作的训练，将肢体和内脏器官同时运动，全面地锻炼身体的各个部位。此外，它还注重随时调整动作速度的快慢和动作幅度的大小，从而达到动作与呼吸的自然配合。这样一种调整心境的运动，它在减重上的“神奇魔力”又具体表现在哪些方面呢？

首先是“动静结合”的高效燃脂模式。行气导引术不像跑步那样单调，也不像高强度运动训练那样让人喘不过气。它减重的玄机，在于其独特的动静结合哲学。站桩时看似不动，实则全身肌肉处于微妙的平衡；出拳时雷霆万钧，收势时又复归平静。这种张弛有度的运动方式，让脂肪在不知不觉中尽情燃烧。我们以精要 18 式陈氏太极拳为例，缓慢柔和的动作看似轻松，实则调动全身肌肉，在“静中求动”间持续消耗热量；而一些动作的快速发力，比如掩首肱捶、玉女穿梭等，则能瞬间提升心率，让身体进入“后燃效应”，即使是在运动结束后还能持续燃烧脂肪。

其次是“从内到外”的代谢激活。中医认为，肥胖与“气血不畅”“脏腑失调”有关。导引术中所强调的“呼吸法”发挥了重要作用，比如八段锦的“腹式呼吸”，能深度按摩内脏，促进肠胃蠕动；太极拳的“提肛呼吸”，不仅能锻炼盆底肌，还能增强核心力量。还有很多动作，看似闲庭信步，实则全身发力，在灵活的步伐变换中，核心肌群时刻保持紧张，腰腹赘肉被悄悄收紧，同时还能提高身体协调性，让你“越练越轻盈”。正如清代名医张璐在《本经逢原》中所言：“气为血之帅，气行则血行”。导引正是通过引导气血，从根本上调节代谢，让你变成“易瘦体质”。

最后是“身心同治”的快乐减脂。如果感觉普通的运动有些枯燥，总有半途而废的想法，那么传统行气导引术则“自带快乐属性”。当我们沉浸在一招一式的演练中，注意力从体重焦虑转移到身体多个部位的感知上时，压力和坏情绪也随之释放。研究发现，长期练

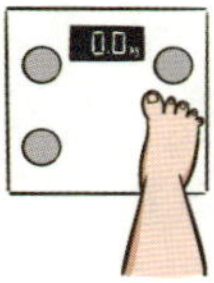

习这些导引术的人，不仅腰围变小了，心理状态也变得更加积极自信，真正实现“瘦得健康，瘦得开心”。

常见的传统导引运动种类繁多，各有特色，包括“行云流水”的太极拳、“惟妙惟肖”的五禽戏，以及“舒筋活络”的八段锦等。它们可不是简单的肢体运动，而是每一个动作都结合了呼吸、力量与节奏的全方位燃脂运动。接下来我们为大家具体介绍一下。

第一种推荐的导引术便是太极拳。如果你偏爱舒缓的节奏，太极拳便是你的最佳选择。它不像其他运动那般追求刚猛直接，而是通过“挪、捋、挤、按、采、列、肘、靠”8 种基本手法，以柔克刚，以静制动。比如经典的起势动作：双脚分开与肩同宽，脚踝微微内扣稳固根基，双手缓缓上提，脊柱一节节向上伸展。这个看似简单的动作，实则调动了全身关节，激活了经络系统，消耗的热量堪比慢跑。更妙

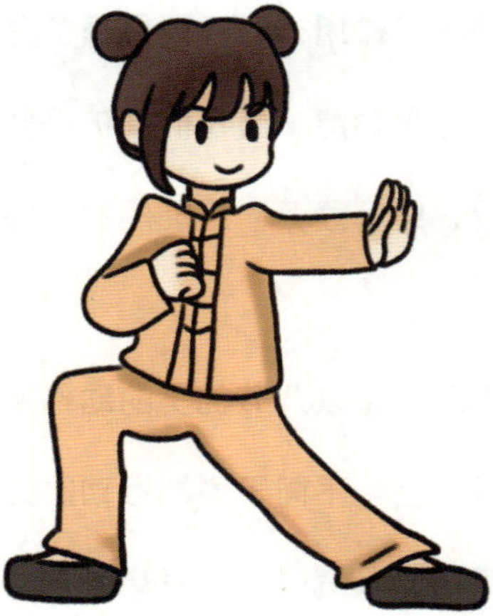

的是，它对关节压力小，无论退休的中老年人还是长期久坐的年轻人都能轻松上手，达到边修身养性边悄悄掉秤的效果。

第二种推荐的运动是五禽戏。古人通过观察动物的特定动作，从中悟出了自然的养生之道。它将虎的威猛、鹿的灵动、熊的沉稳、猿的敏捷和鸟的轻盈融进了肢体语言。具体来看，虎戏是模仿老虎的扑、按等动作，通过脊柱大幅度的屈伸来促进阳气的生发，增强心肺功能；鹿戏则模仿鹿的探身、转头动作，活动腰部肌肉，可以改善久坐造成的腰酸背痛，增强肾脏功能；熊戏模拟熊的行走姿势，重心前后移动，左右晃肩，结合呼吸使腹部起伏活动，可以有效按摩脾胃，促进肠胃蠕动；猿戏模仿猿猴的跳跃、眺望等动作，配合提肛吸气，对神经系统有很好的调节作用；鸟戏则是模仿鸟儿飞翔的姿势，扩张胸廓，改善肺部的呼吸功能。当我们模仿这些动物的特色动作时，不但可以舒展筋骨、缓解疲劳，还能甩掉赘肉，练出紧致线条。

第三种推荐的运动是八段锦。它是以八节优美的动作所构成的养生法，注重呼吸与动作的相互配合。不同于剧烈运动时的急促喘息，它采用均匀、深长的腹式呼吸，吸气时感受气息涌入丹田，呼气时将浊气缓缓吐出，一吸一呼间，完成身体的净化与能量的补充。

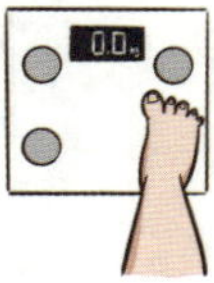

比如“双手托天理三焦”，随着双手向上伸展，脊柱也逐渐被拉伸，胸腔充分扩展。这些动作可以改善心肺功能，增强免疫力，还可以让我们身体的筋膜变得更加柔软，减脂塑形的效果大大提升。

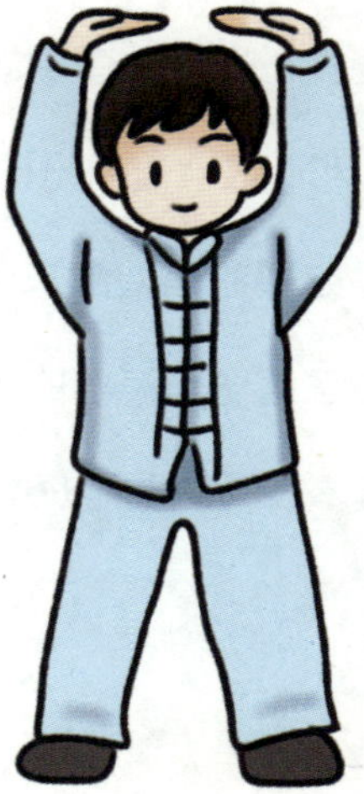

那如何在中国传统行气导引术中提高减脂效率呢？首先，我们可以借助网络平台视频，认真学习站桩以及拳法的动作要求，比如尽量保持弓腰、收腹和提臀等动作到位；收紧核心，激活核心深层肌肉；脚踏实地，感受从脚底起的发力感等。其次，还可

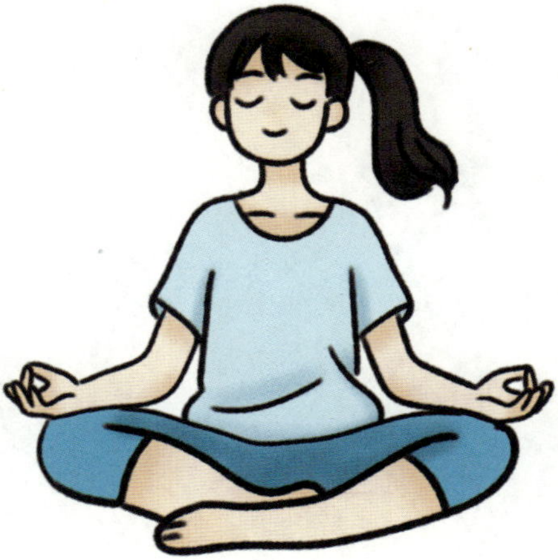

以提高练习强度，尽量放低身法，增加套路中的动作发力感，在锻炼中感受微微发汗的感觉。此外，还可适当延长运动时间，让脂肪通过汗腺和呼吸“流”出体外。

值得欣慰的是，越来越多的人开始意识到行气导引术的魅力，这种融合了医学和哲学的运动，正在以全新的姿态走向世界。希望通过阅读本节，胖友能对这种古老的减脂方式有所了解。（张亚杰）

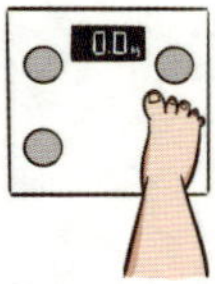

04 / 正念与冥想：减肥路上的心理“修行”

提到减肥，大家首先想到的就是“管住嘴，迈开腿”，或者是借助药物、手术，这些也是我们在前面介绍过的内容。然而，很多人都忽略了一个关键因素——心理状态对体重的影响。近年来，有一种新兴的“心理减肥法”悄然走红，那就是正念与冥想。这听起来似乎就是“静静地坐着”，好像不太靠谱，但实际上，这种方法蕴含着巨大的能量。接下来，就让我们一起深入了解这种神奇的“心理减肥法”吧！

正念冥想这个概念最初源自佛教禅修，后来被心理学领域借鉴并不断发展。它包含 3 个关键元素：专注当下、有意识地觉察、非评判态度。简单来讲，就是我们要把注意力放在当下正在做的事情上，清楚地知道自己的感受，并且不要轻易对这些感受下好坏的判断。大家可别以为正念冥想就是单纯地“放空大脑”，其实它强调的是让我们去感知自己的情绪和身体发出的各种信号。长期坚持正念冥想的人，他们的大脑皮层的厚度会增加，尤其是前额叶皮层这些和自我调节、情绪管理密切相关的区域。这就好比给大脑锻炼了一番，让它变得更强大，也为我们接下来要提到的对于进食的多方面控制提供了坚实的神经基础。

正念冥想能够助力打破“情绪化进食”的怪圈。在生活中，很多胖友都有过这样的经历：压力大或者心情不好的时候，往往会暴饮暴食。面对这个问题，正念冥想给出了3个概念：首先是头脑清醒。我们一定要察觉自己“想吃东西”的冲动，到底是因为肚子真的饿了，还是因为情绪波动。其次是延缓反应。当想吃东西的冲动出现时，我们可以通过深呼吸让自己冷静下来，同时觉察这种冲动，在冲动和行动之间留出一段缓冲时间，避免在没有思考的情况下就开始吃东西。最后是接纳而非对抗。正念倡导我们用温和的态度去面对食欲，不要一味地压抑。因为压抑往往会适得其反，导致后面出现报复性暴食。就像一直绷着的一根橡皮筋，拉得太紧，最后反而反弹得更厉害。

正念冥想可以降低压力激素水平，告别“压力肥”。长期处于慢性压力状态下，我们身体里的皮质醇水平会升高。皮质醇不仅会让食欲大增，尤其是对于那些高糖高脂的食物，还会促使脂肪往腹部堆积，形成“压力肥”。正念冥想可以起到“阻断”脂肪“逃跑路径”的作用。它通过让身体放松下来，调节自主神经系统，激活副交感神经，抵消“战斗或逃跑”带来的应激反应，从而减小压力。正念冥想还能改变大脑的连接方式，削弱丘脑与默认模式网络（这个网络主要负责自我反思和情绪加工）之间的同步性，这样大脑就不会对压力信号反应过于敏锐了。

正念冥想能够帮助我们重塑与食物的关系，让我们从“贪婪”到“感恩”。这主要关系到我们三方面的进食习惯：首先，是要专注于进食本身。现在很多人吃饭都很“敷衍”，一边刷手机一边快速地把饭吃完，根本没好好感受食物，也没注意到自己的饱腹感信号；这样很容易就吃多了，还很难从食物中获得真正的满足感。正念饮食就能帮我们改善这个问题。当我们专注于食物的颜色、香气、味道和质地时，会不自觉地延长进食时间，这样就能更好地享受食物，增强满足感。胖友可以感受一下，哪怕只是简单地吃一块巧克力，慢慢品尝和一口吞下去的感受也完全不一样。其次，是量化饥饿感。在吃饭前，我们可以用1~10分来评估一下自己的饥饿程度，根据自己的判断来决定进食量，避免因为无聊或者习惯而吃东西。最后是减轻“光盘压力”。正念鼓励我们尊重身体的饱腹信号，就算盘子里还有食物，只要吃饱了，就不用强迫自己吃完。

正念冥想可以让我们提升自我控制力，养成健康习惯。很多人减肥失败，不是因为不知道该怎么做，而是“知易行难”，明明知道要运动、要健康饮食，可就是坚持不下来。正念冥想可以激活前额叶，强化大脑的执行功能，让我们更有能力制订健康计划，并且严格遵守。而且，通过觉察那些“自动化行为”，比如随手拿零食吃，我们就能减少无意识的热量摄入。另外，正念还能教会我们用平和的心态看待偶尔的“破戒”。就算不小心吃了一顿高热量的大餐，也不要陷入“全有或全无”的极端心态，觉得自己减肥失败了，而是要调整状态，继续坚持。

那么，如何用正念冥想开启健康减重呢？非常简单，你可以先从每天花 5 分钟进行正念冥想呼吸练习开始。找个安静舒适的地方坐下或躺下，闭上眼睛，专注于自己呼吸的起伏。当思绪飘走的时候，不要责怪自己，温柔地把注意力拉回到呼吸上即可。睡前也可以试试身体扫描练习，平躺在床上，从脚趾开始，慢慢地觉察每个部位的身体感受，一点点往上，直到头顶，这样能帮助我们释放压力，放松身心。还可以尝试着写写情绪日志，记录下每次进食前后的情绪变化，识别出那些触发暴食的“情绪信号”，以后再遇到类似情况就能提前做好应对。或者把正念融入运动中，比如在散步或者做瑜伽的时候，专注于肌肉的收缩和呼吸的节奏，提升运动的愉悦感，让减肥过程变得更轻松。注意，在进行正念冥想练习时，不要追求“完美”，就算偶尔分心了，也不代表练习没有效果，你的每一次练习都是有价值的。更不要急于求成，持续 8 周以上的练习才能带来显著的生理变化。

当然，随着科技的不断发展，正念冥想干预也开始走向数字化。现在有很多 AI 辅助应用，它们能通过生物传感器监测我们的压力水平，然后根据情况实时推送正念冥想指导。还有虚拟现实（VR）技术，可以创造出沉浸式的正念冥想环境，让我们更快地进入专注状态。

虽然正念与冥想不是能让我们瞬间变瘦的“魔法减肥药”，但它为我们提供了一种全新的减肥思路。通过培养对自己的觉察和接纳，我们或许就能跳出“节食－反弹”的怪圈，走向更健康、更可持续的生活方式。（李英）

05 / 中医学视角下的健康减重：调和阴阳，重塑平衡

前面我们分别介绍了药饮、按摩、导引术、正念冥想等具体的中医特色减肥疗法；然而，这些内容只是中医减肥的一部分。胖友如果想要系统地通过中医进行减重，还是要具体了解一下中医的理念与思维方式。

作为世界上最古老的医学体系之一，中医的起源可追溯至上古时期。而时至今日，中医仍在临床实践中展现其独特价值，是世界医学宝库中不可或缺的重要组成部分。可以说，经过几千年的发展，中医已不仅是一门治病救人的技艺，更蕴含着深邃的生命认知哲学。比如，就减重而言，中医减重并非简单追求体重数字的下降，而是通过调和阴阳、平衡脏腑，实现人体代谢功能的整体优化，从而达到健康塑形的理想效果。正如《医学源流论》所说："医之为道，非精不能明其理，非博不能致其约。"这种整体观念、辨证施治的医学智慧，在现代健康管理中愈发彰显其独特优势。

先说整体观念——中医认为，人体就是个"小宇宙"。在中医的观念中，人体本身是一个高度协调的整体，各个部分相互影响、相互支持。这也就意味着，在诊疗过程中，中医不仅关注局部病症，更注重人体各系统之间的相互影响，这也就是中医独具特色的整体

医学模式。这种“整体观”主要体现在 3 个方面：五脏一体观、形神一体观和精气神一体观。首先我们要知道，中医认为人体由五脏（心、肝、脾、肺、肾）、六腑（胆、胃、小肠、大肠、膀胱、三焦）、形体（筋、脉、肉、皮、骨）、官窍（目、舌、口、鼻、耳、前阴、后阴）等“部件”构成。整体观就是建立在这一认知的基础上发展起来的。五脏一体观认为，心、肝、脾、肺、肾这五大核心器官是人体的中心，六腑、筋骨肌肉、五官九窍是辅助的器官，再加上把它们全部连接起来的

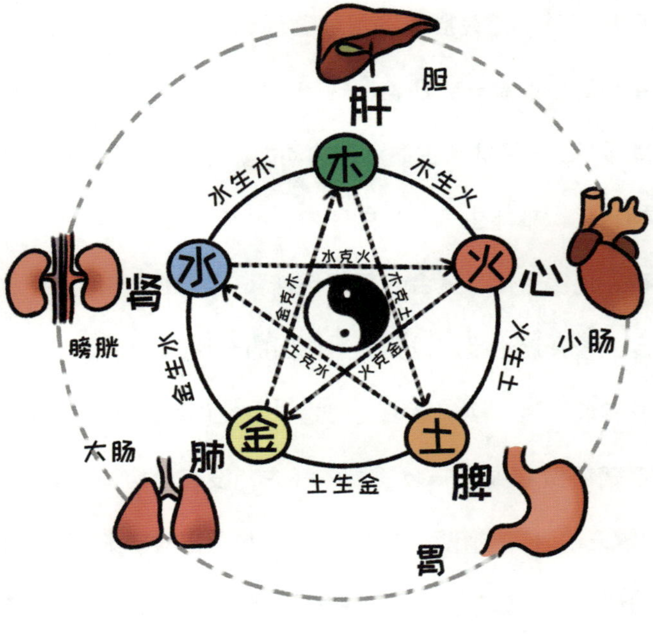

经络，这样就形成了一个完整的人体系统。五脏各司其职：心管血脉和神志，肝负责疏泄和藏血，脾主运化营养，肺管理呼吸，肾藏精主生长。它们互相配合、互相制约，共同维持生命运转。而形神一体观认为，身体和心理密不可分，身体是心理的“房子”，如果身体虚弱，情绪就容易出问题，比如长期疲劳会让人烦躁抑郁；心理这个“住客”也会影响身体，比如压力大就容易“过劳肥”。所以形神共养对于维护健康是非常重要的。比如我们在上一节提到的正念冥想，就是一种非常好的“治神”以“调形”的主动健康手段。它既能破解“越焦虑越胖”的恶性循环，又能培养健康生活方式，实现减重与养生的统一。还有精气神一体观，中医认为精是身体的“储备能量”，气是推动生命活动的动力，神是整体生命力的表现。它们互相转化：精能生气，气能养神，而神又能调控精和气。如果长期熬夜、过度劳累，就会“耗气伤神”，导致身体垮掉，放到减肥的问题上看，这也是“过劳肥”成因的一种。

再说辨证论治，换句话说，就是“个性化诊疗体系”。中医看病就像老裁缝做衣服——必须量体裁衣，没有“均码”解决方案，这就是“辨证论治”的精髓。中医师就像一位数据科学家，通过望、闻、问、切四种方式收集身体信号。打个现代化的比方，望诊是观察面色、舌象等“可视化数据”，闻诊是采集声音、气味等“音频信息”，问诊是获取症状、病史等“主观报告”，而切诊则是通过把脉触诊获取“生物力学参数”。收集的信息会被输入中医的“诊断算法”，最终输出“证型诊断结果”。然后根据辨证结果，再制订个性化的治疗方案。单在减重治疗上，就有许多不同的证型，不同的证型需要用不同的治法来应对，否则就会“失之毫厘，谬之千里”。

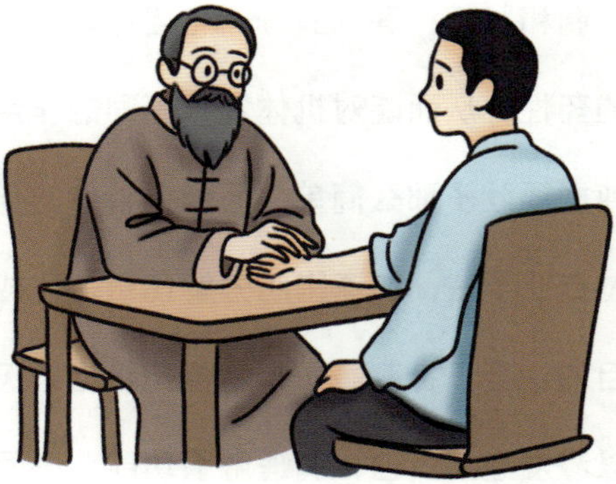

那么，各种中医减肥的手段又是如何发挥功效的呢？要知道，中医减肥主要是以“调理体质”为核心，围绕这个核心的中药、推拿、针灸、导引等多种手段，形成了一套独特的健康减重体系。就说中药吧，由于中医认为肥胖是身体内部失衡的表现，因此用药的主要目的就是调节体质平衡。就像园丁会根据不同植物的特性来施肥一样，中药能够通过其特有的“偏性”来调节体质：比如清热药给“火气大”的体质降温，祛湿药帮“湿重型”体质排水，补阳药为“怕冷型”体质充电，帮助机体调整到“阴平阳秘”的状态，从而达到减肥的目的。徐灵胎在《神农本草经百种录·上品·丹砂》中总结说：“凡药之用或取其气，或取其味，或取其色，或取其形，或取其质，或取其性情，或取其所生之时，或取其所成之地，各以其所偏性，而即资之疗疾，故能补偏救弊、调和脏腑，深求其理，可自得之。”说的就是不同的药物有不同的药性，从而能对机体发挥不同的作用。而推拿按摩减肥，不是单纯揉揉肚子那么简单，而像是给你的身体做一次“深度疏通”，通过专业手法，加速脂肪分解代谢转化成能量，从而达到减肥瘦身的目的。至于针刺减重，就像用针当“天线”，刺激身体特定的穴位以激发经络气血，调理脏腑功能，进而加速多余脂肪代谢。灸法是指用艾绒等材料进行烧灼、熏熨人体体表特定的腧穴来防治疾病目的的一种方法，最适合手脚冰凉、怕冷、代谢低的“冰箱型”肥胖人群。此外，像我们讲到过的中国传统导引术，也有其独特的精妙之处——“外静内动”。外表优雅缓慢的动作下，内脏器官在进行“被动按摩”，这种“内在运动”通过导引气血，从根本上调节代谢，从而改善肥胖体质。

中医——这种融合整体观与辨证思维的医学哲学，在当代健康管理领域正不断焕发新的生机。希望胖友们通过阅读本章，对这门古老而神奇的学说多几分了解。如果通过中医治疗手段减肥成功了，也要记得时刻关注自己的身体是否“阴阳平衡”呀！（薄文嘉）

06 / 适宜技术：万变不离其宗

前面，我们了解了中医在减重事业中起到的重要推动作用，但无论是药饮还是穴位按摩，无论是太极拳还是冥想，这些其实都是中医理念的冰山一角。对于减重的中医治疗来说，具体方法和操作只是形骸，中医理念才是灵魂。接下来，我们不妨拨开层层面纱，透过表面现象探究一下中医减重的本质。

要讲这个问题，首先我们还是要回归本质，还要说说中医的整体观。前面我们探讨过，从中医的视角来看，人体是一个整体。如果整体中的某个部分出问题，不仅会影响到其他部分，整体自身也会出现问题。就像一只精密的怀表，由若干组零件构成，其中哪怕只有一个小齿轮出现了故障，可能会导致发条、指针等部件都受到影响，最后甚至整只表都停摆了。人体就是这样，牵一发而动全身。表面上看可能只是一个体重增加的问题，但实质上却是全身功能不同程度地受到损害。所以对于中医来说，人体就是一个“小宇宙”，任何一个器官的微小变化都可能引发“蝴蝶效应”，从而造成整个机体的改变。这就好比一栋楼里有一家在装修，看似是这一间房屋的拆改砸修，但是对于整栋楼房来说，无论是一楼还是顶层，多多少少都会受到影响。同样地，从治疗的角度来看，中医的治疗方案

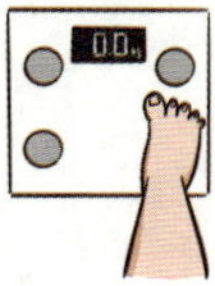

也都是为了调和整体，让人体这架天平保持平衡的状态。所以无论是阴阳之间的关系、五脏之间的关系，还是气与血的关系，归根结底这些都是人体天平两侧的砝码，我们的治疗就是为了保持天平的平衡，这就是中医所谓的“阴平阳秘，精气乃治”。

了解了整体观的概念，接下来我们就不难理解中医观念下的体重增加究竟是怎么回事了。前面我们提到过，中医认为身体出现异常，是体内的那架天平出现了失衡；异常的增重也是如此。从中医的角度来说，人的身体里各种物质都是定量的，增多了就可能是代谢出现了问题，其中最常见的就是水液代谢的问题。中医上把多余的、病态的水液叫作痰饮。它和维持身体正常运转的水液并不一样，增加体重的同时还会干扰身体的正常运转。就像向清澈的河流中倾倒入污水，不仅污染了水流，其中的污泥可能还会阻滞河水正常的流动。

那么，在五脏六腑中，哪一个器官主管水液的运化，阻止痰饮的生成呢？相信一部分胖友是知道答案的，那就是脾。在传统医学里，脾的功能就是主导水谷精微在体内的运输，以满足人体日常需求。脾主周身运化之余，还掌控着我们全身上下的气机，让该升的清气上升，该降的浊气下降。如果脾脏功能受损，造成气机逆乱，水谷精微不能布达周身，阻碍了“交通”，引起过量堆积，这就是我们说的“肥胖”。那么体重增加是不是单纯追究脾的运化失责呢？也不尽然。肝主疏泄，肝脏功能不调很容易累及脾脏，反过来，脾失运化又会对肝脏形成“反侮”。类似的情况，脾为后天之本，肾为先天之本，脾病日久，又会波及肾脏，引发新的失衡。事实上，我们体内的五脏六腑就是存在相生相克关系，任何一个脏器的疾病，都会主动或被动地波及其他脏器。从这个角度来看，对于体重增加这件事来说，中医不是简单地认定是肝或脾某一个脏器出了问题，而是认为整个机体在脏器受损的基础上出现的全面阴阳失衡，如果长期不稳定，“小宇宙”就会出现“大地震”，这就是中医整体观念视角下的体重增加。

既然病因明确了，那么从中医角度来说，又该怎么治疗呢？这也就关联到我们下一步要说的，中医治疗肥胖究竟是在治什么。无论是药饮还是穴位按摩，无论是行气导引还是冥想，其实治疗的核心都是帮助人体祛除脾失运化导致的痰饮堆积，恢复“小宇宙”的生态平衡。像我们常见的夏月感受了暑湿之邪，一般都会喝一点藿香正气水，这里面的藿香、白术、茯苓，都是能够帮助脾胃化湿的药物。中医治疗肥胖的原则也在化解湿浊上。脾胃的运化功能好了，

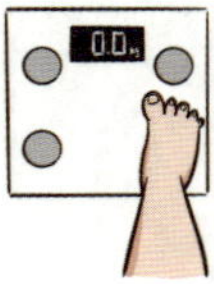

身体自然就轻盈了。除了药饮之外，现在网上流行的各种祛湿茶、中药粥，也是利用药食同源的原理，巧妙调理脾胃功能的食疗方法。比如说，中药粥里经常选用佛手、香橼等药物，它们主要起到调理气机、化湿和中的作用，在不影响食物口味的前提下就能把脾里的湿气赶走。其中，香橼更是对肝有好处，提前防止脾的湿浊影响肝的气机，这就是我们刚刚说过的中医肝和脾关系的整体观念。（友情提醒大家，针对市面上的各种药食同源食品，一定要要仔细观察配料表和食用说明，一定按照自身的情况选择使用，必要时还要寻求身边的中医医师的帮助。）除了中药，近年来，针灸减肥也是一个热门的中医项目，其中临床上有一个减肥的重要穴位——丰隆穴，它的本职工作就是祛痰。跟它能够打配合的是阴陵泉穴，这是化湿的要穴。而且它们一个属于胃经，一个属于脾经，专攻脾胃的湿邪，帮助水液代谢回归正轨。

当然，我们还可以拓展一下思路：在除湿健脾的治疗原则下，中医方剂与经络腧穴结合，能不能起到更好的疗效呢？比如说，把化湿理气的药物做成敷贴，贴在穴位上。毕竟腧穴是气血汇于体表之地，此处的气血流通活跃，代谢更旺盛，对它们进行各种刺激能够有更好的效果。再比如说，能不能干脆省去熬煮中药的过程，直

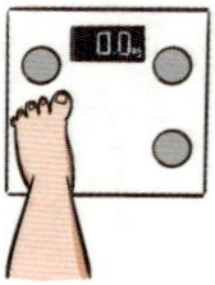

接把药物的有效成分提取出来做成注射剂，从腧穴处注射入皮下？这种方法可谓是“直捣黄龙”，直接打入身体内部，不给邪气以反应时间，药物作用时间还更长，或许还能比单纯的针刺或敷贴起到更好的效果。目前，我们的团队正在研制一款纯中药成分的精油，把芳香化湿、健脾和胃的药物提取出来，制成精油，只要每天坚持涂抹在相应穴位上，就可以化湿健脾，进而起到降低体重的作用。再比如说，我们将腧穴与人体的整体观念再进一步推而广之——人体的“小宇宙”与自然的“大宇宙”是否也是相互呼应的呢？人和自然共生的同时，自然界的昼夜变化、季节变化，也都微妙地影响着人，那么，我们顺应治疗时的时令特点，在腧穴上贴含有不同药物的“三伏贴”“三九贴”，这同样是符合“天人合一”的治疗原则的好办法……

总而言之，在中医理论中，无论对于肥胖的治疗手段如何千变万化，今后还会研制出更多适合减重的新妙招，然而万变不离其宗，无论是吃到嘴里的，还是抹在经络腧穴上的，其实都是处理体内湿邪，从而让人体“小宇宙”达到平衡的一种策略。别忘了，中医也是中国传统哲学的一部分啊！（李惟然）

第7章

改变习惯，防止反弹

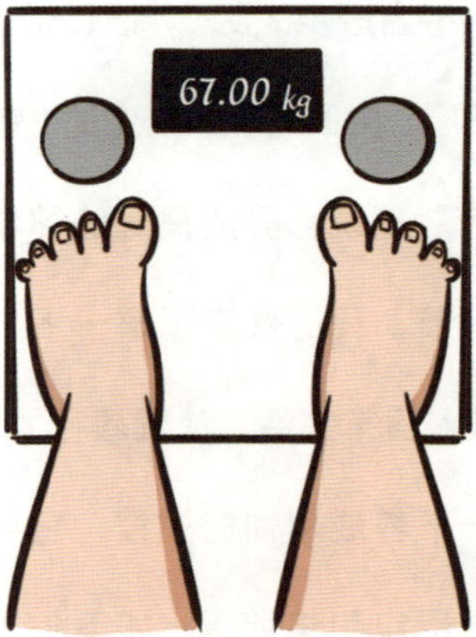

01 / 习惯的力量：养成健康的生活习惯

为什么我们总是“瘦不下来”？很多人都有过这样的经历：咬牙节食一周，瘦了几斤，可没过多久又反弹；办了健身卡，激情满满地练了 3 天，之后却再也没去过。这些失败往往不是因为“不够努力”，而是因为我们忽视了“习惯”的力量。相信大家都听过每天改变 1% 的故事——如果把初始值比作 1，为这份进步添加一个一年的期限，一年后你将会进步大约 37 倍；相反，如果你每天退步 1%，一年后你几乎会归零。由此可见，改变的“魅力”在于持之以恒，而对于减脂这项“工作”来说，养成良好的习惯，意味着能够瘦得更自然、更健康。这一节，我们就来了解一下，如何养成健康的生活习惯，把减重计划嵌入日常生活，让健康行为像呼吸一样自然。

我们需要先了解一下养成习惯的过程，它可以被分为四个简单的步骤：提示、渴求、反应和奖励。比如下午 3 点旁边工位的同事要点奶茶（提示），我也想喝奶茶（渴求），跟着下单一杯全糖波霸（反应），获得奶茶带来的短暂愉悦感（奖励）。再比如，清晨的闹钟响起（提示），想获得运动后的愉悦感以及成就感（渴求），穿上运动装备出门跑步（反应），跑完步后身体产生内啡肽带来愉悦感，心理上对自己坚持锻炼产生成就感（奖励）。这就是坏习惯和好习

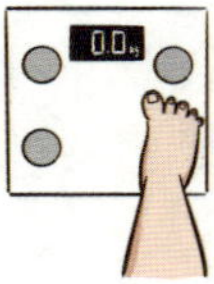

惯的区别。一旦习惯固化，身体会在暗示出现时自动进入惯常行为模式，无须过多的意志力驱动，这也是坏习惯难以改变的原因。不过，如果想要养成好习惯，还是有一些技巧可用的。最简单的规则就是行为转变“四大定律”：让它显而易见、让它有吸引力、让它简便易行、让它令人愉悦。

第一步，让好习惯显而易见。大脑每天处理海量信息，清晰的提示能帮我们在混乱中精准地触发健康行为。我们可以改造生活环境，使健康行为的提示更加明显。比如，将运动鞋放在门口显眼的位置，健身器材摆在客厅，这样能随时提醒自己去运动；把水果放在厨房台面或冰箱最上层，方便看到并随手取用，增加吃水果的可能性。再有，也可以尝试着制订计划，采用执行意图的方式，明确在何时、何地、如何采取行动来养成习惯。例如，计划每天早上 7 点在小区花园跑步 30 分钟，或者每周一、三、五下班后去健身房锻炼 1 小时。将这些计划写下来或设置手机提醒，让自己清楚地知道在什么时间该做什么。反过来说，如果你不想毁掉一个好习惯，就得让你习惯变坏的东西远离你的视线。比如你正在减肥，那肯定不能让可乐、爆米花、薯片、巧克力这些高能量的东西占据你的冰箱，尤其是自控能力差的人，更要尽量远离充满诱惑的环境。

第二步，让好习惯有吸引力。当健康选择变得比诱惑更具吸引力，坚持就不再是痛苦的自律。可以尝试“喜好绑定法”，也就是把想要养成的健康习惯与喜欢的事物结合起来。例如，在跑步时听自己喜欢的音乐，或者在健身时看喜欢的电视剧、综艺节目，让运动变得更有吸引力；也可以将蔬菜与自己喜欢的酱料搭配，使原本有些“难以下咽”的蔬菜变得可口。还可以加入有共同健康目标的群体或社交圈子，利用同伴压力和社交认同来增加对健康习惯的渴望。比如参加跑步俱乐部、健身小组或健康饮食打卡群，看到他人积极参与健康行为，会激发自己参与的欲望，同时还能从他人那里获得支持和鼓励。

第三步，让好习惯简便易行。习惯的形成是一个行为通过重复逐渐变得自动化的过程，因此习惯的培养不在于时间长短，而在于重复的次数。但同时，人类行为遵循最省力法则，我们天然地倾向于付出最少工作量的选择，这种做法是由大脑的本能决定的。因此，习惯的流程越简单越好，复杂的流程会消耗过多的意志力，从而导致习惯难以坚持。比如，可以提前准备一周的健康餐食，用密封盒分装冷冻，忙碌时只需用微波炉加热就能享用；在公司抽屉备好即食燕麦片和坚果，避免因饥饿选择高热量外卖等。通过减少阻力，将健康行为的启动成本降到最低，让每一次行动都像点开手机一样轻松。还可以将大的健康目标分解成小的、容易完成的步骤。例如，想要养成健身的习惯，不要一开始就设定过高的目标，如每天去健身房锻炼 2 小时，那样肯定坚持不了几天就“半途而废”了；可以先从每天做 5 分钟的简单运动开始，如做几个俯卧撑或深蹲，等习惯养成后再逐渐增加运动时间和运动强度。

第四步，让好习惯愉悦身心。时不时奖励自己是非常重要的——即时奖励能快速强化行为，提示你“努力就能尝到甜头”；长期奖励则赋予坚持意义，鼓励着你再多向目标走一步。每天用视觉等可以度量的形式证明你已经取得的进步，能让你对自己培养习惯的进程感到满意。视觉量度有多种形式，包括记录日志、进度打卡等。比如每天记录体重，看到体重不断下降的曲线，这种成就感会促使你继续保持良好的饮食和运动习惯。另外，在养成习惯的初期，也可以有意识地给自己设定一点“小目标”和“达标奖励”：每次完成一个运动目标，可以奖励自己一场泡泡浴；连续一周饮食达标，买一件心仪已久的衣服；减重 2.5 千克时，约朋友享受一次健康 SPA……慢慢地，随着好习惯的养成，身体出现了正向反馈，你的注意力就会自然而然地由外在激励转到内在奖励上：精力变充沛、睡眠质量提升、爬楼梯不再气喘吁吁……如果已经到了这一步，恭喜你，健康生活已经成你自我认同的一部分。

注意，在培养习惯的过程中，最重要的还是坚持。摆出上述“四大定律”的目的都是同一个，那就是坚持你的行动，坚持再坚持！而且最好不要中断，就算是中断也绝不能错过第二次，一旦错过了某一天，就要在接下来的日子尽快恢复固有的做事节奏。放心，有意识地“咬牙”坚持绝不会持续太久，就像我们前面说的，一旦行动成为习惯，你的行动将会自动完成。这“四大定律”的组合运用，就像给“习惯养成计划”装上了“智能芯片”——提示是行动的触发器，渴求赋予行动动力，简化降低行动的难度，奖励持续将行动强化——再加上一点点信念感，健康习惯将自动生长。改变习惯就像种树——最好的时间是10年前，其次是现在——所以，胖友，动起来吧！（李悦）

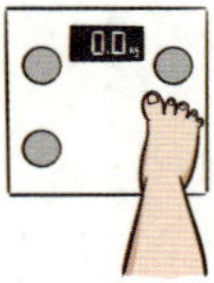

02 / 战胜本能：抵挡美食的诱惑

光是“美食”这两个字，想起来就让人觉得幸福。从原始人学会用火炙烤第一块兽肉，到分子料理创造的味觉幻境，食物始终是连接本能与文明的纽带。在忙忙碌碌的现代社会中，美食更成了抚慰心灵的温柔乡，但也悄然成了现代人健康管理的新课题。下班路上，商场面包房里飘来新鲜出炉的可颂香气；烤肉店里油花炙热，肉片卷起金边发出“滋滋”声响；深夜加班时，同事递来巧克力蛋糕，叉子轻轻一压，熔岩般的巧克力酱缓缓溢出……这些瞬间，你的大脑拉响了双重警报：理性在尖叫热量超标，身体却像被钉在原地，明知道不该吃，手指却不受控制地撕开了包装纸。今天我们就来聊聊，这些美食诱惑背后的科学原理，以及如何优雅地与这些诱惑共处。

要抵挡美食诱惑，我们首先要弄明白美食为何让人欲罢不能。人类对高糖、高脂食物的偏好源于进化本能。在食物匮乏的远古时期，我们的祖先认识到了甜味代表能量来源，脂肪是高效储能形式，我们的基因记忆就让大脑将高热量食物与生存奖励绑定，从而形成了现代人也难以抗拒的本能冲动。现在，当我们看到奶油蛋糕或炸鸡时，大脑的奖赏系统会立即释放多巴胺，这是一种能给人带来极大愉悦感的物质，这与饥饿的老虎发现猎物时分泌的兴奋物质是同一种东西，让人欲罢不能。现代食品工业更是把这种对食物的本能变成了精密科学。研究发现，当食物中的糖、脂肪、盐达到“极乐点”（bliss point）时能最大程度刺激味觉神经，于是现代加工食品利用这个原理，让食物成为“致命组合”，其诱惑力已远超自然界存在的天然果实与猎物。薯片的咸脆表层、奶茶里 Q 弹的珍珠、冰激凌入口即化的绵密口感……就是这些美妙的复合体验迎合了大脑，让大脑不断发出“再来一口”的指令。

为了保持身体健康，我们必须“反抗”本能的桎梏，抵挡住美食的诱惑。要解决这个矛盾，关键不在于与本能对抗，而是要运用智慧与美食和平共处。首先，要记住改变环境比对抗意志更有效，环境改造的力量超出想象。美国康奈尔大学的一项实验显示，在超市购物前吃一个苹果，消费者购物车里的膨化食品和甜点数量平均会减少 30%，这是因为苹果中的膳食纤维形成了胃部保护膜，降低了血糖波动引发的冲动购买欲望。在办公场景中，将抽屉里的曲奇饼干替换为混合坚果，不仅能延续咀嚼带来的解压效果，坚果富含的优质脂肪和蛋白质还能延长饱腹感，从而减少进食。也有实验显示，把糖果罐从桌面移到两米外的柜子，人们的糖果摄入量就会下降一半。改变环境就是主动让你在美食瘾发作的时候尽量接触不到美食，

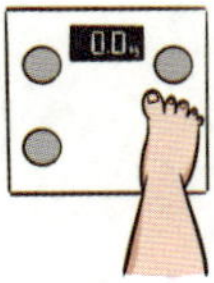

或者需要付出一定的距离、时间成本才能吃到，以此减少美食的诱惑。其次，减肥人士要践行“替代满足”。比如，当冰激凌的渴望来袭时，试试冰冻希腊酸奶加新鲜树莓蓝莓拼盘，既能享受冰凉绵密的口感，又能获得益生菌和花青素；馋巧克力时不妨选择 85% 黑巧克力配几颗杏仁，这样既能满足可可需求，杏仁中的单宁酸和维生素 E 还能协同抗氧化。我们要用各种办法替代食物本身带来的愉悦和满足感，以此来减少食物的诱惑。最后，还有一些抵挡美食诱惑的小妙招。每口食物咀嚼 30 次再吞咽，不仅增加饱腹感，还能让味觉满足度提升 40%，也就是说，慢慢吃饭会吃得更少。感官代偿也同样重要：用樱花浮雕玻璃杯盛温水，用薄荷叶点缀气泡水，这些视觉美学处理能让白开水的饮用乐趣提升 37%。此外，进食的时候要专注。实验表明，全程专注进食的人比边吃边刷手机的人少摄入 20% 的热量，且餐后 3 小时不再出现觅食冲动。这些与美食共处的智慧都是将对抗食欲转为本能引导，通过环境重构、感官迁移和认知升级，搭建起欲望与健康的平衡木，让味觉享受与身体养护达到精妙的双赢。

生活中还有一些特殊场合需要抵挡住美食的诱惑，这些情况下又该怎么办？在聚餐的场合，不必让自己当苦行僧。提前喝杯豆浆或吃个水煮蛋垫胃，既能避免暴食又显礼节；点菜时可以主动建议

“来个清炒时蔬”；转盘上的香酥排骨转到面前时，从容夹起一块慢慢品尝，比压抑后回家报复性吃整包薯片更明智。还有很多人会遇到我们不止一次提到过的情绪化进食，难过的时候、压力大的时候，必须吃点东西才能缓解。应对这样的暴饮暴食，还是要转移一下注意力。可以为自己准备一个个性化减压清单，写上一点自己喜欢与吃喝无关的事，比如听 3 首最爱的歌、涂鸦 10 分钟、给绿植修剪枝叶等。在想吃零食前看看这个清单，选一件事来做，往往冲动就会在音乐声中、画笔下慢慢消退。另外，写饮食心情日记也是一个好办法，一旦想要吃东西，就立刻写下自己此刻的心情，向日记本“倾诉”。如果你坚持记录，你也许能总结出一个规律：每次想吃炸鸡时往往都是连续工作 90 分钟后。这正是大脑发出的需要能量补给的信号，是非常正常的反应。如果针对性安排地一些休息时段，就能减少这样的情绪性进食。最后要明白，运动不是惩罚而是馈赠。做完 30 分钟有氧运动后，身体分泌的内啡肽会自然降低你对垃圾食品的渴望。你也不必强迫自己每天跑 5 千米，即使跟着舞蹈视频扭动 15 分钟，或者上班提前两站下车步行，这样累积的运动量同样能减少美食诱惑。

心理学中有个“白熊效应”，指的就是当人们被要求刻意不要

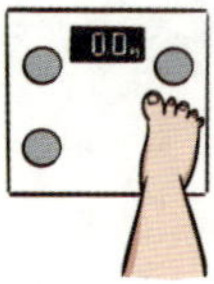

去想某件事物时，反而会更难抑制对该事物的联想，导致这件事物就像一头若隐若现的白熊一样，反复出现在脑海中。抵抗美食诱惑这事儿也一样，必须建立持续的健康关系，同时允许偶尔有计划地放纵，完全禁止只会适得其反。我们的身体是非常智慧的，与美食诱惑的博弈犹如一场优雅的探戈。在了解身体密码，善用心理技巧，打造支持性环境后，我们完全可以在享受美味的同时保持健康。毕竟，生活的甜蜜不该只停留在舌尖，更应流淌在每一个自主选择的自由瞬间。（颜华英）

03 / 压力管理：别让情绪毁了你的减重计划

在减重过程中，我们常常听到因为生活压力的因素，而无法有效执行减重计划的例子。现实似乎的确如此：在 21 世纪的当下，人们的物质生活水平显著提高，但心理健康的危机却悄然而至。不同的年龄阶段都有着自己的压力和烦恼。青少年学业的激烈竞争、家庭关系的压力以及社交活动的减少，使得他们深陷困境；中年人群亦有自己的压力，高强度的工作负荷和职业发展的瓶颈使得他们身心俱疲；年老者在现代化社会的冲击下也面临着心理健康挑战——因孤独产生抑郁倾向，或因难以适应科技发展而无法满足社交需求。这些压力所产生的负面情绪对我们的生活影响不容小觑，对正在减脂的胖友来说更是“大敌”。

从激素和代谢的角度来看，当我们面对压力时，身体会寻求一些激素的“帮助”，从而获得能量。其中一种常见的激素就是皮质醇，这种激素随着压力增大而显著上升，为我们的机体提供能量，帮助我们应对威胁。如果压力太大，分泌了过多的皮质醇，对身体有以下几个方面的影响：首先是情绪化进食：压力会触发我们的饮食开关，对高糖高热量的食物欲罢不能，比如炸鸡、烤串等，让繁忙的我们并没有“累瘦”，反而越来越胖。第二个是代谢紊乱：过多分泌的皮质醇会干扰机体代谢功能，使血糖的波动幅度增大，反而使脂肪代谢减少；肠道菌群也会改变，刺激大脑发出更多的饥饿信号，饱腹感减少，让人感觉自己吃得并不多，实则一不小心就暴饮暴食……这些机体的变化最终就形成了压力肥。第三个就是身体结构上的改变：在高压下，由于皮质醇的作用，身体会开始囤积脂肪，尤其是腰腹部位；所以我们总是在忙碌的间隙突然发现，肚子上的肉肉怎么又多了，这就是皮质醇在作怪了。

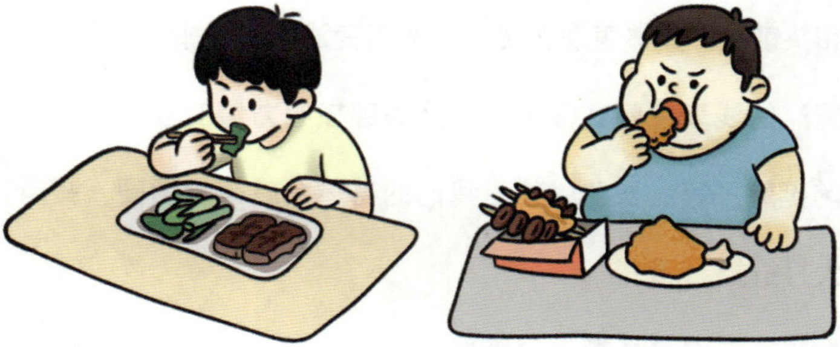

从身体组织与情绪释放的角度来看，我们的筋膜与压力情绪也密切相关。传统医学思维认为，我们身体中只有大脑才是人体的记忆系统，才能记录身体情绪的变化。其实不然，随着运动医学研究的逐步深入，越来越多的研究发现，身体的筋膜等组织也储存了情绪和记忆的信息。在我们普遍的认知中，筋膜就像包裹身体的网，只起到给各种组织和器官提供支撑和保护的作用；但我们不知道的是，恰恰是因为这种功能，让筋膜也能当大脑情绪模块的“记录员”，记录下过往的不良情绪，而且这种记录不会随着时间的流逝而改变。当处于压力或负面情绪状态下时，我们的交感神经系统会被激活，让我们心跳加快、血压升高，使我们的筋膜也进入“准备战斗或逃跑”的紧张防御状态。这个状态如果持续太久，就像长期绷紧的橡皮筋会失去弹性一样，我们的身体也会出现不良的体态，即易耸肩、塌腰和头前倾。具体表现包括呼吸幅度变浅、频率加快，也就是“张口抬肩”的浅表性胸式呼吸，以及腹部核心力量变差，站立时总喜欢向前挺肚子等。长此以往，我们的身体会越来越僵硬，减重效率也会大打折扣。

看来，无论是从哪一个维度来看，我们的身体都在急切地呼唤我们进行压力管理，做情绪的主人。当我们面对压力时，首先应当调整心态，将其视为生活的挑战而非威胁，采用积极的应对方式，避免产生消极情绪和逃避行为。接下来，让我们从几个角度了解一些干预压力的小妙招：

第一种是生理干预。我们可以通过运动、冥想、深呼吸等方式

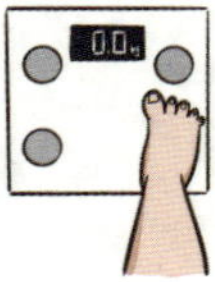

来调节身体的生理状态。中低强度的有氧运动可以帮助机体降低皮质醇，减少对高糖高脂食物的渴望，还可以促进身体分泌让我们产生愉悦心情的神经递质，比如内啡肽等；冥想和深呼吸可以激活身体的放松机制，放松筋膜的同时缓解身体的紧张感，比如对于久坐人群，我们可以间隔半小时起身走一走，或者闭上眼睛深呼吸几次，将烦恼暂时抛诸脑后，抑或是每天午饭后半小时在户外走一走，感受生活和大自然的美好；此外，我们还应保持充足的睡眠和休息，这样身体才能正常分泌瘦素，帮助我们更快地瘦下来。

第二种是心理干预。长时间的压力得不到宣泄，会使我们处于压抑和内耗的状态；或许我们可以建立良好的人际关系，试着

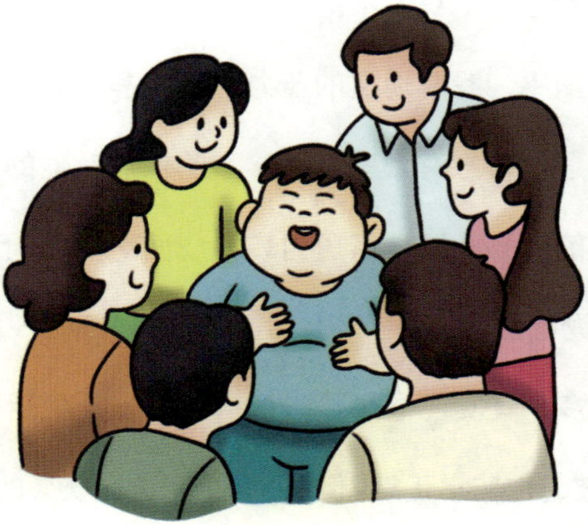

向朋友或家人敞开心扉，释放内心的情绪。在与他人的交流中，我们也许能够更清晰地认识和理解自身的情绪压力来源，找到更合适的解决办法，获得别人的心理支持，获得安全感和归属感，从而驱散心中的阴霾。此外，我们也可以选择转移注意力的方式，比如养花、旅行等，避免反复强化内心的压力，走出自我设定的禁锢圈。

第三种是认知干预。我们可以通过阅读书籍或者观看优秀的影视作品，体验不同的人生，在不同的经历中学会正确和多样的认知评估方式，如换个思路看待问题，培养积极的思维方式等，从根本上提高自身解决问题的能力，从而更有效地应对压力事件。这么说大家可能不太明白，我们不妨用一个具体例子来解释：当在工作中面对压力或挫败感时，我们不能通过过度饮食来提高兴奋性，也不能消极地麻木躺平，躲避现实的压力。不妨静下心来沉淀一下，换个角度思考问题：对方有哪些值得学习的优点？他的成绩，我是不是努力一下也能做到？这样将压力转换成面对挑战的动力，或许就能找到解决问题的最优解。

说了这么多，其实还是想要告诉各位胖友，生活中有压力非常正常，情绪有波动也非常正常。但是，坚持了这么长久的减脂“修行”，

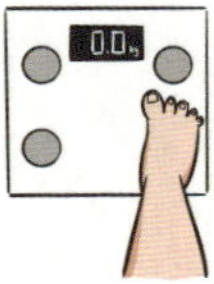

怎么能被一点小心魔就打得“道心尽失”？无论我们进行何种干预，最终的目的都是为了更好地调整自己，让自己投入到新一轮的规律生活中。在任何时候，都一定要学会控制自己的情绪，不要让情绪控制你的生活！（张亚杰）

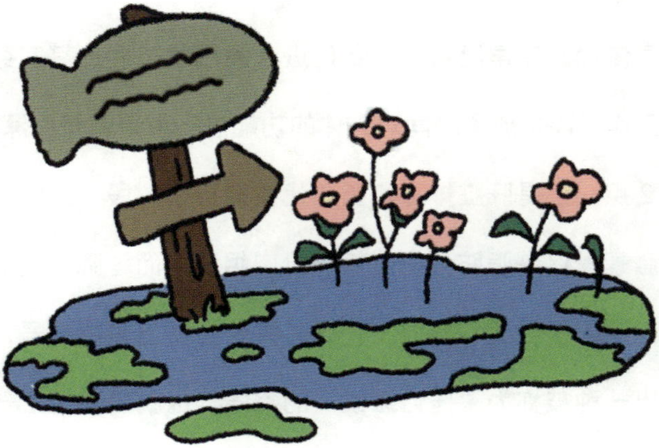

04 / 睡眠与减重：睡得好，瘦得快

当夜幕降临，城市路边的灯火逐渐熄灭，但无数的公寓楼依然闪烁着灯光。无论是熬夜加班、玩手机追剧还是焦虑失眠，现代人群似乎已经习惯了通过牺牲睡眠来缓解生活的压力。殊不知，这些睡眠不足的夜晚正在悄悄地影响着我们的体重。很多人可能会认为，睡眠时间短，清醒时间长，那么日常活动量就多，消耗就大，应该会瘦才对，但事实恰恰相反，睡眠不足及睡眠质量差反而会增加肥胖风险，这还有多方面的“论据”支撑呢！

从身体代谢的角度看，当我们进入睡眠状态后，其实身体并没有停止工作，而是抓紧时间对人体的功能进行重新调整。深夜 11 点到凌晨 2 点，正是肝脏排毒和脂肪代谢的黄金时段，此时身体会分泌一些激素，促进脂肪分解、修复肌肉组织。而睡眠不足时，身体会误以为进入了“战斗模式”，此时大脑会发出紧急信号，促使人体分泌出一种被称为“压力激素”的物质，也就是我们上一节中重点介绍过的皮质醇。这种激素对身体、对脂肪的影响，相信大家已经充分了解了。

除此之外，其他激素也影响着人体。我们的食欲主要受两种重要的激素控制，一是来自脂肪组织的瘦素，它随脂肪增多而分泌增加，

向大脑传递吃饱的信号，还能增加脂肪消耗，从而使体重下降，有趣的是它还具有昼夜节律性，在夜间分泌高于白天分泌，这一特点有助于夜间的代谢；另一种就是胃饥饿素，它会向大脑发出饥饿信号，让我们对食物产生渴望。所以，当我们连续几天睡眠不足时，机体的瘦素水平下降，胃饥饿素上升。这时，即使身体并不需要补充额外的热量，我们也会在大脑的驱动下胃口大开。

从生活方式的角度来看，当我们睡眠时间减少时，可能会导致情绪波动，出现焦虑和抑郁，还会引发情绪性进食；睡眠的减少还会冲击机体的新陈代谢，即降低静息代谢率，也就是说我们躺着休息或久坐不动所消耗的能量都会减少，身体总体消耗的热量也会大幅下降。就像一台高效运转的机器被调低了功率，原本应该轻松燃烧的脂肪，现在却成了额外的负担。而且遗憾的是，白天补觉并不能抵消这种风险，因为白天身体更倾向于消耗碳水化合物而不是脂肪。更糟糕的是，长期睡眠不足还会使身体产生更多的疲劳感，肌肉修复速度变慢，运动后消耗的热量也会减少。这就解释了为什么有些人明明管住了嘴、迈开了腿，体重却纹丝不动。或许这些问题的根源，就是缺乏睡眠。

综合以上两点，我们可以看到，拥有良好的睡眠模式，可以唤醒身体的瘦身功能。从正向来说，很多研究建议每晚保证 7~9 小时的睡眠，这种良好的睡眠习惯就像给身体功能和代谢系统开启了“新世界”的大门。一旦拥有了充足的睡眠，身体就会分泌大量生长激素，这些激素可以帮助我们分解脂肪、修复肌肉，进而减脂塑形；而褪黑素等助眠激素的分泌则能动态调节人体生物钟，让内分泌系统恢复平衡。那么，究竟如何开启优质睡眠这个“天然减重模式”呢？接下来就给大家提供一些睡眠小妙招，供胖友参考。

第一就是规律作息。尽量在晚上 10 点至 11 点入睡。突然改变入睡时间可能对于熬夜成瘾的人群来说有些困难，我们可以循序渐进，逐渐提前入睡时间，直至形成规律的作息习惯，久而久之，身体就能形成稳定的生物钟。当睡眠质量提升，你会惊喜地发现：早晨不再被闹钟折磨得痛苦不堪，白天的精力更加充沛，连食欲都变得更容易控制。

第二是减少睡前刺激。对于现代人而言，手机便是最大的诱惑，形形色色的小视频和社会新闻充斥着我们的大脑，使它在深夜依然处于兴奋的状态，这样显然是不行的。我们建议睡前 1 小时尽量远离电子屏幕，让眼睛和大脑从蓝光刺激中解脱，减少冗杂的新闻对我们内心的干扰，还可避免对褪黑素等助眠激素的分泌产生影响。

第三是调整饮食。饮食和睡眠是减重路上的优秀合作伙伴，良好的饮食习惯可以为睡眠提供充足的营养支持。一般建议午后就要开始减少对咖啡、奶茶等含有咖啡因的食物的摄入，避免夜晚仍然处于兴奋状态；同时，在晚间，我们可以适当摄入牛奶、香蕉、含有镁元素的坚果、燕麦，这些都是助眠的天然食材。当然，对于要减重的胖友，还是不要吃太多。

第四是适量运动。优质的睡眠离不开科学的运动，白天的适当运动有助于改善睡眠质量，但要避免睡前剧烈运动造成身体的兴奋。比如说，我们可以按照运动处方进行中低强度的有氧运动，随后进行简单的拉伸柔韧性练习，放松紧张的筋膜。这样，晚上的睡眠就会变得格外深沉，第二天工作学习时的精神也会更加充沛。

第五是放松身心。现代人的失眠，往往源于身心的双重压力。想要打破失眠困境，不妨试试这些“睡眠仪式”：在卧室营造舒适的氛围，比如用香薰机扩散薰衣草精油；睡前练习简单的冥想或瑜伽，让紧绷的神经慢慢放松；无特殊病情的人群可以用温水泡脚、喝杯热牛奶，创造温馨的入睡氛围。

从这些有趣的知识中，我们似乎发现了一套“睡眠减重循环”：当我们有良好的睡眠时，食欲也会更加稳定，帮助我们正常消耗热

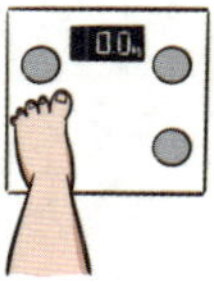

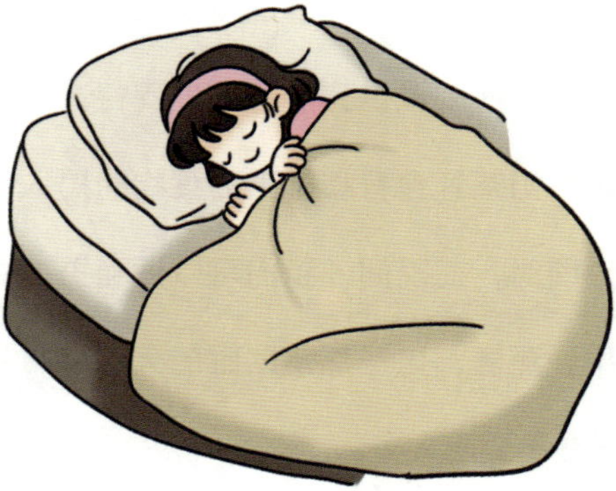

量，提升机体的代谢水平，这些变化也会促进睡眠质量的提高。因此，好的睡眠是保持良好生活方式和维持减重效果的基础。所以下次，当困意袭来时，请放下手机，关掉灯光，安静地入睡，给自己一个与减重成功相遇的机会。（张亚杰）

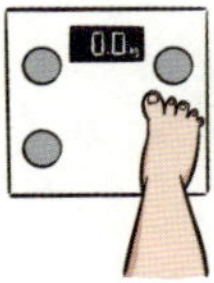

05 /　应对体重波动：别让数字影响心情

体重秤上的数字总是牵动着每一位胖友的心——今天轻了 500 克满心欢喜，明天重了 1 千克便焦虑不已。然而，要知道，体重波动是身体的“正常呼吸”，而且过度关注数字变化也可能让自己陷入“体重焦虑”的恶性循环。科学应对体重波动，需要从理解它的本质开始，再加上学会与身体“和解”，才能让体重管理回归健康本质。

不要过度关注体重的科学依据有如下两个：

第一，体重并非一成不变的“固定值”，而是受多种因素影响的动态平衡。可能是因为生理因素的自然波动，比如饮食中的钠含量、水分潴留、肌肉量变化、女性月经周期等，都会导致体重短期波动，像是运动后肌肉的轻微水肿就可能让体重暂时上升，高盐饮食也会导致体内滞留 1~2 千克水分，从而影响体重；也可能是因为代谢适应与激素调节，比如说当体重下降时，身体会通过降低基础代谢率、升高饥饿素、降低瘦素来“抵抗”减重，这是人体维持能量平衡的本能反应。研究显示，减重 10% 后代谢率可能下降 5%~10%，导致每日能量消耗减少 300~500 千卡，增加反弹风险；还可能是因为生活方式的短期影响，比如熬夜后，瘦素会下降 28%，饥饿素

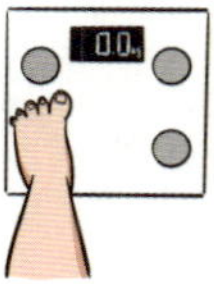

会上升 24%，这些激素对我们身体的影响前面我们都提到过，体重数字只是它们最直观的影响之一。

第二，对体重数字的过度关注，易引发焦虑、抑郁甚至饮食失调。如果将体重与“自律”“美丽”“健康”直接挂钩，一旦数字上升，便产生自我否定，这种思维模式会降低减肥信心，导致极端节食或暴饮暴食。焦虑情绪会促进皮质醇的分泌。对于持续升高的皮质醇带来的影响，相信大家已经非常熟悉：不仅会促进脂肪堆积，还能引发对高糖、高脂肪食物的强烈渴求，随之而来的就是会直接导致体重上升的情绪性进食和更加严重的焦虑。那么，究竟如何才能跳出“数字陷阱”呢？这里为大家介绍四大策略：

策略一：重塑认知。健康、胖瘦与否不是靠单一的体重秤能评估的，还要有更多维度的数据才能衡量，比如综合看 BMI、腰围、体脂率、腰臀比等。例如，腰围缩小 2~3 厘米可能比体重下降 500 克更代表脂肪减少，这就是对“身体质量”而非“体重数字”给予更多的关注。同时，也需要关注身体感受，比如精力是否充沛、睡眠是否改善、运动能力是否提升，这些指标比数字更能反映健康状态。我们还需要理解“波动的必然性”，接受体重在 ±3% 范围内波动的正常现象（如 60 千克的人波动范围为 58.2~61.8 千克），不必因短期变化而过度调整减重计划。如果要记录自己的减肥变化，最好是记录“体重周记”而非“日记”，这样不仅减少了每日称重的焦虑，记录下的长期趋势也能相对比较准确地反映减重的成果。

策略二：生活方式要用“可持续”替代“极端化”。避免“非黑即白”的饮食模式，天天抱着生菜啃，米饭、包子、馒头统统不敢吃——一定不要这样！过度节食会导致肌肉流失、代谢下降，反弹率高达 80%。要记住，均衡饮食在可持续性方面是远远优于极端节食！综合运用我们前面了解过的内容，可以总结出比较好的饮食方法：采用“限能量平衡膳食”，保证蛋白质、膳食纤维摄入，减少精制糖和反式脂肪的摄入；践行“正念饮食”，细嚼慢咽、关注饥饿与饱腹信号，避免因情绪或压力而过量进食。在运动方面，要“燃脂 + 增肌”双管齐下。有氧运动有助于消耗热量、改善心肺功能；抗阻运动增加肌肉量，提高代谢率，只做某一种项目是不可取的。时长方面，有氧运动每周 150 分钟，抗阻运动每周 2~3 次即可。练得太多，肌肉得不到自身修复，不仅更容易受伤，过量的疲劳也可能影响第二天的生活状态。

策略三：与身体“友好对话”。我们要认识到，体重受基因、代谢、环境等多种因素影响，不必每个人都追求“明星体重”；而且，健康的目标是“改善”而非“极致”，只要减重5%~10%即可显著降低糖尿病、高血压风险，完全没有必要逼着自己“必须瘦到45千克”，这种“身体批判”一定会让你产生焦虑！健康的减重心理是要关注积极的改变而非缺陷。我们要设定“过程性目标”，将“减重5千克”拆解为“每周运动4次”“每天吃500克蔬菜”等具体行动，用可量化的行为替代结果导向，减少对数字的依赖。我们要庆祝“非体重胜利”，比如穿上更合身的衣服、爬楼梯不喘、血糖或血压指标改善等，强化正向反馈。必要时，我们还可以寻求专业帮助，比如当出现暴食、厌食倾向或严重焦虑时，及时咨询营养师、心理医生，避免陷入饮食失调误区。

策略四：应对平台期与反弹的“平常心”。平台期是指体重持续4~6周无变化，它是身体适应现有模式的信号，我们可以通过调整饮食结构、改变运动强度、短期“热量波动”等方式打破代谢适应。偶尔体重上升是正常现象，重点是要分析原因：是短期钠摄入过多、水分潴留？还是饮食或运动习惯有所松懈？分析出原因后，针对性地进行计划的调整，而不要全盘否定自己。减重成功后反弹也是很多胖友焦虑的话题之一，其实反弹也是完全可控的。建议大家减重后体重逐步恢复至“维持热量”，一般进食量比减重期多200~300

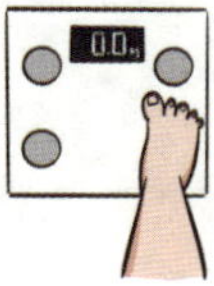

千卡即可，这样压力不会太大；同时最好也要保持运动习惯，研究显示，坚持每周 150 分钟的运动，可使反弹风险降低 40% 以上。

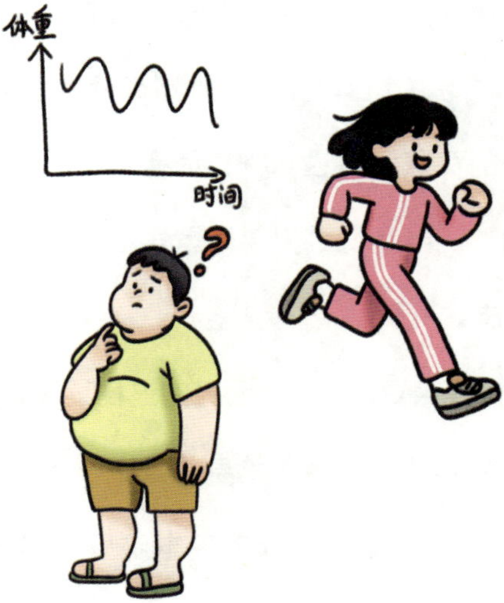

健康是“动态平衡”，而非“数字游戏”。体重管理的本质是与身体合作，而非对抗。学会与体重“和平共处”，让健康成为一种习惯，而非一场与数字的战争。毕竟，真正的美丽与自信，从不被体重秤定义。当我们不再被秤上的数字左右情绪，转而关注饮食的均衡、运动的愉悦、身体的舒适，反而更容易实现长期健康。与其纠结数字的起伏，不如培养可持续的生活方式，这才是应对体重波动的终极“秘诀”。（余红艳）

06 / 健康的生活方式：瘦身的终极目标

在追求健康与美丽的道路上，瘦身常常被当作“通关密码”。然而，真正的健康并非单纯的体重数字，而是通过建立可持续的健康生活方式，实现身体功能、代谢水平、心理状态的全面优化。研究显示，生活方式对健康的贡献率高达 60%，而瘦身不过是这场健康升级战里的“附加奖励”。当我们跳出“体重焦虑”后，反而能解锁真正可持续的健康状态。

我们来“透过现象看本质”，瘦身的过程其实就是通过优化“体成分”来改善代谢功能，相当于给身体来了一场“系统升级”。具体来说，就是减少内脏脂肪，像清理电脑里占内存的垃圾文件一样；同时增加肌肉量，像装上真正有用的软件一样，帮我们提高基础代谢率，形成“易瘦体质”。一般来说，成年女性体脂率保持在 20%~25%，男性 15%~18% 比较合适，过高容易“内存不足”，过低则可能影响身体正常运行。体成分优化后，胰岛素抵抗就改善了，从而能够降低糖尿病、心血管疾病的风险。当血糖、血脂、血压都稳定在正常范围，就相当于给身体开启了“安全驾驶模式”。要打开这个模式，就要请出健康生活方式这支配合默契的瘦身界“超级战队”，饮食、运动、睡眠、心理和社会支持各有分工，共同守护

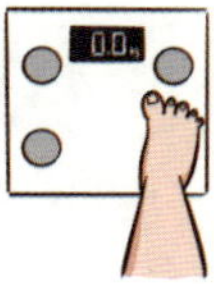

身体的健康。

首先，饮食管理——要当“营养指挥官”。饮食是健康的“地基”，但很多人误以为节食就是瘦身的“万能钥匙”，结果饿得头晕眼花，代谢还像被踩了刹车，越来越低。其实不必对自己这么严苛，我们有“安全减重宝典”——限能量平衡膳食，就像给手机设置省电模式，既能减少脂肪，又能优化身体功能。这里有三条“阅读秘籍”：一是合理分配三大营养素，蛋白质占 20%~30%，脂肪占 20%~30%，碳水化合物占 40%~50%，就像给身体制订科学的“物资分配表”；二是避开极端饮食模式，极低能量饮食就像强制关机，容易让身体“数据丢失”，只适用于特殊医疗场景；三是掌握进食技巧，细嚼慢咽能让大脑及时接收“吃饱了”的信号，先吃蛋白质和蔬菜，就像给胃里铺上“抗饿地毯”，睡前 3 小时不进食，避免肠胃“加班”。

其次，运动干预——让身体变成“永动小马达”。运动可不是单纯的“热量消耗机器”，它更像给身体安装了涡轮增压系统。有氧运动就像给身体“加油提速”，能让脂肪燃烧起来；抗阻训练则是给身体“增配硬件”，相当于给身体装了个“小火炉”，持续消耗热量。高强度间歇运动更厉害，就像给身体按下“加速键”，运动后 24 小时都在持续燃脂。不过，运动前后记得补充水分和电解质，别让身体“罢工”。

再次，身心协同——就要建立起睡眠、压力与社交的“黄金三角”。健康生活的本质是维持身体的“代谢平衡”，而睡眠、压力和社交就是这个平衡架的三条腿。睡眠就像给身体充电，每天保证充足的优质睡眠，能够调节激素，告别深夜“报复性进食”。压力管理就像给情绪解压，冥想、深呼吸能降低“压力激素”皮质醇，避免变成“压力型吃货”。社交支持则像给健康上保险，加入健康社群或家庭互助小组，就像找到了“健康搭子”。研究显示，频繁社交能让抑郁症风险降低，间接帮助我们坚持健康行为。

拥有了这几位“强力伙伴”，在实际操作过程中，我们还要掌握以下五大“作战原则”，才能打赢健康瘦身这场讲究策略的“持久战”。

原则一是循序渐进，拒绝“暴力瘦身”。减重速度就像汽车换挡，每周减 0.5~1 千克才是安全档位，过快减重就像猛踩油门，容易造成肌肉流失和代谢紊乱。具体量化的话，每日的热量缺口不要超过 1000 千卡，不然肌肉会有损伤，代谢可能也会降低。

原则二是营养均衡，给身体“加足马力”。蛋白质是身体的“优质燃料”，它能延长饱腹感，降低反弹风险。每餐吃掌心大小的瘦肉、鱼肉、豆类或乳制品，就像给身体加满“高性能汽油”。完全素食可能导致关键营养素缺失，就像汽车缺了重要零件，记得通过强化食品或补充剂“查漏补缺”。

原则三是运动多样化，解锁“快乐健身”。单一运动容易让身体进入“节能模式”，就像单曲循环听腻了，耳朵也会“抗议”。可以把有氧运动和抗阻运动结合起来，先慢跑“热身”，再做哑铃“增肌”，就像给身体安排一场“混搭派对”。还可以尝试舞蹈、骑行、徒步等趣味运动，把运动变成“快乐时光”而非“任务”。有意识地增加日常生活中的“非计划运动”也非常重要，比如步行上下楼、站立办公、做家务……这些运动就像给身体设置了“自动刷脂程序”，每天又能额外消耗几百千卡。

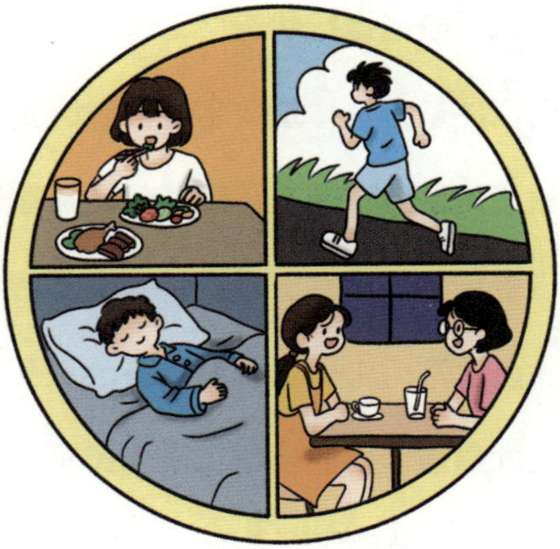

原则四是心理调适，和自己“友好和解”。很多人减肥失败，不是败给了美食，而是输给了焦虑。这时候使用正念饮食法，学会接纳自己的身体，就像给疲惫的心灵来了一场“马杀鸡”。另外，当想吃东西的冲动突然来袭，也可以试试“5分钟延迟法”，缓5分钟再进食，欲望就像被按下了暂停键，也许慢慢就消失了。还有就是要少关注体重数字，多关注自己身体的实际变化，把目标定为“我要更有活力”，让健康成为爱自己的方式。

原则五是长期维持，做身体的“动态管家”。健康生活没有终点，就像手机系统需要不断更新。这一点我们在上一节中也具体地讲到过。比如说，减重过程中遇到“平台期”时，首先不要“心急乱节食”，要和脂肪比耐心。可以来点适当的“热量波动”，打破身体的“舒适圈”。再比如说，减重成功后，也不要放弃运动，适当的运动就像给身体上了“防反弹保险”。

健康生活方式的终极目标，不是追求“完美身材”，而是让身体进入“最佳运行状态”，即代谢平衡、精力充沛、远离疾病。当我们把注意力从体重数字转移到饮食的均衡、运动的愉悦、睡眠的香甜、关系的和谐上，瘦身就会像春天的花朵，在健康生活的土壤里自然绽放。记住，真正的瘦身不是做减法，而是给生活做加法，加一点营养、加一点运动、加一点快乐、加一点规律，时间会告诉你，健康才是最珍贵的礼物。从今天起，把“我要减肥”换成“我要好好生活”，开启属于你的健康传奇吧！（余红艳）

第8章

启示录：成与败的经验与教训

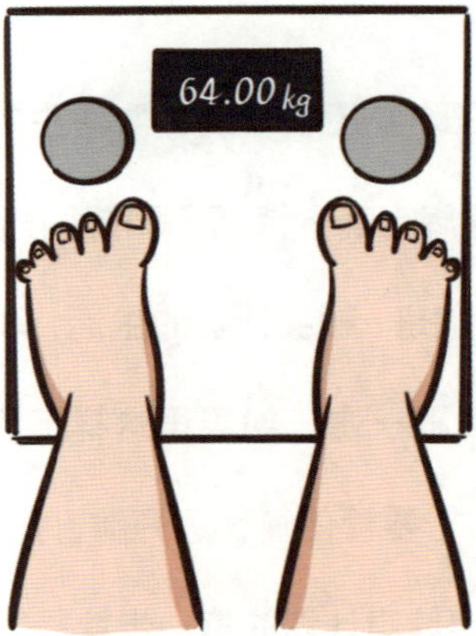

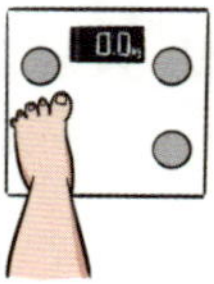

01 / 从“三高糖胖”到停药逆袭：30千克科学减重之路

“医生，我还能活多久？”2021 年夏天，45 岁的王强（化名）拿着肝穿刺报告单，声音颤抖地问医生。身高 1 米 72 的他体重高达 100 千克（200 斤），体检报告上密密麻麻的异常指标：空腹血糖 9.8 毫摩尔 / 升，血压 160/100 毫米汞柱，甘油三酯 5.6 毫摩尔 / 升，尿酸 580 微摩尔 / 升，B 超提示重度脂肪肝，肝穿刺更是显示肝纤维化评分 S3——距离肝硬化仅一步之遥。

“你才 45 岁，现在改变还来得及！”医生的话点燃了王强的希望。过去的 5 年，他靠降糖药、降压药和降脂药勉强维持指标合格，但长期应酬喝酒、熬夜加班、顿顿外卖的生活，早已拖垮了他的身体。这次体检终于给了他狠狠一击：如果再这样下去，他的肝脏还能承受多久？他决定拼一把，要管住嘴，迈开腿，把药罐子都扔了！

对于王强而言，开启健康计划的第一步就是找到“安全运动红线”。普通人减肥可以跑步跳绳，但他的身体像一颗“定时炸弹”：高血压可能诱发心脑血管意外，高尿酸让关节不堪重负，脂肪肝更是让肝脏脆弱。为了安全起步，医生为他安排了心肺运动试验（CPET）——戴着呼吸面罩在功率车上逐步增加阻力，用仪器实时监测心电图、血压、摄氧量等数据。评估结果亮了红灯：他的心肺功能严重退化，有氧运动能力相当于 60 岁的老年人，如果再不做出改变，未来几年很有可能发生心血管意外。更令王强头疼的是，他的膝关节早已不堪重负，稍微多走几步就会出现疼痛不适，评估结果提示他的软骨磨损风险很高。针对他的情况，康复师建议他的有氧运动以游泳、功率车为主，这两种运动对膝关节的压力较小，利于他长期坚持。在力量训练上，建议他多做一些下肢力量训练、腹部及臀部功能训练，另外还需要特别注意加一些足趾的功能训练。

营养师给王强开了三餐的“药方”：早餐来 1 拳头杂粮饭加 1 个鸡蛋和 1 杯牛奶；午餐吃拳头大小的糙米饭加掌心大小的瘦肉，再来 2 捧绿叶菜；晚餐就吃 1 块南瓜或玉米，再加 1 块豆腐和 2 捧绿叶菜。这样调整每日饮食结构，把主食集中在早餐和午餐，晚餐以膳食纤维和蛋白质为主，既能稳定夜间血糖，又能促进肝脏修复，还能在不节食的同时做到控糖。营养师还告诉王强，如果有推不掉的应酬，可以用这三招“救急”：首先，饭前喝 300 毫升温水占胃容量；其次优先吃绿叶菜，以及清蒸鱼、白灼虾等高蛋白菜品；还可以用面包或者米饭吸油，减少油脂摄入。

经过一段时间的努力，王强的身体出现了肉眼可见的变化：体重从 100 千克（200 斤）降到 90 千克（180 斤），腰围缩小了 12 厘米，空腹血糖稳定在 6~7 毫摩尔 / 升，降压药减半后血压仍然平稳，尿酸降至 480 微摩尔 / 升。更令他惊喜的是，他的下肢力量加强以后，膝关节的疼痛明显缓解。

但是，没过多久，王强的身体就出现了“平台期”：明明运动、饮食一切照常，可是连续两周，体重就是纹丝不动。无奈之下，他又去医院寻求帮助。还是运动康复师发现了问题：“你的身体已经适应了当前的运动模式，需要‘打破平衡’！”一般来说，可以用高强度间歇训练突破瓶颈，但因关节受限，传统高强度间歇训练（HIIT）不适合王强。康复师就“因人制宜”，设计了“温和版HIIT”：功率车 3 分钟热身后，1 分钟低功率运动（心率 90 次 / 分）→ 1 分钟高功率运动（心率 125 次 / 分）为一组，重复 8 组后放松 3 分钟。这样的 HIIT 再和中等强度有氧运动交替练习，训练 2 周后，王强的心肺耐力又一次显著提升，从原来 105 次 / 分仅可维持 50 瓦的强度，现在可以完成 70 瓦，也就是说，原先比较轻松的骑车就会让他心率飙升，现在即使完成中强度的骑行，他的心率也不会升高太多了。接下来的一段时间，他的减重计划又“步入正轨”，体重开始慢慢下降。

2023 年春节，王强交出了惊人答卷：体重从 100 千克减到了 70

千克（体脂率从 38% 减到了 28%），空腹血糖 5.6 毫摩尔 / 升，餐后血糖 6.8 毫摩尔 / 升，血压 125/80 毫米汞柱，血脂、尿酸全部回归正常范围，肝脏 B 超显示脂肪肝消失，肝纤维化逆转至 S1。更让他激动的是，他在医生的指导下停用了所有的降糖药、降压药、降脂药，他再也不是那个“药罐子”了！王强的“减重之旅”也给了我们几点启发：第一，代谢性疾病需“打包治疗”，糖尿病、高血压、高尿酸本质都是代谢综合征，减重 10%~15% 就能显著改善疾病症状；第二，运动是最好的药物，通过科学规律的运动可以提升胰岛素敏感性，增加肌肉“糖仓库”，降糖降脂效果堪比药物；第三，当体重停滞时，说明身体已经适应了现在的生活方式，此时调整方案比盲目坚持更重要。

如今的王强成了朋友圈的“健康博主”，他总结出三条心得：吃要“慢”，动要“巧”，心要“宽”。吃饭时，要放下手机慢慢享受吃饭的过程，每口咀嚼 30 下，让饱腹信号不再“迟到”；运动上，找到适合自己的运动是关键，然后要把运动融入自己的日常生活中，把运动当成自己健康生活的“必修课”；心态上，接受不完美的自己，允许偶尔偷懒，拒绝“非黑即白”，一次偷懒并不会影响整个减重计划，重要的是要调整心态，把漏掉的补回来。

他的手机屏保上写着："减重不是自虐，而是学会与身体合作。"这场 30 千克的蜕变，不仅让他甩掉了疾病，更让他找到了掌控人生的底气。（李英）

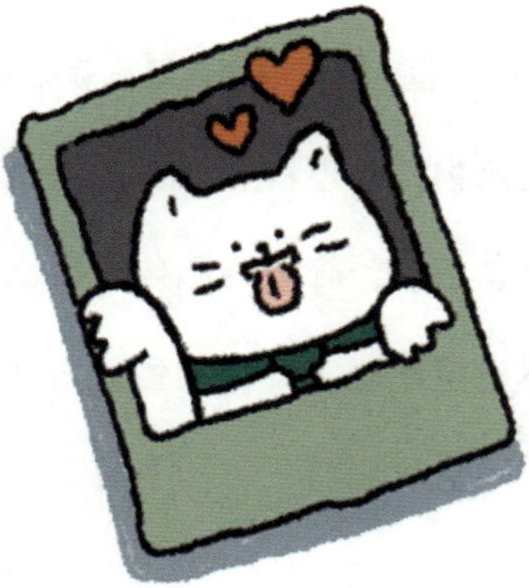

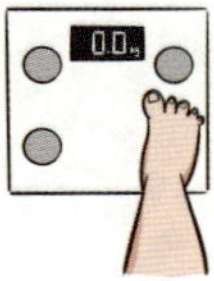

02 / 减重成功不是终点：恣意放纵引发体重反弹

在城市的喧嚣中，35 岁的王东（化名）过着忙碌却又略显疲惫的生活。他身高 180 厘米，体重却高达 120 千克，圆滚滚的身材让他在人群中格外显眼。更糟糕的是，他还是个不折不扣的“三高俱乐部”会员——高血压、高血脂、高血糖。自从 25 岁确诊糖尿病开始，王东的身体就仿佛被施了一种加速老化的魔法；32 岁那年的体检报告上，高血压、高血脂、高尿酸、脂肪肝更是整整齐齐地来报到。王东常常无奈地自嘲：“别人是五福临门，我倒好，五病临门。”

去年体检时，医生拿着彩超报告，看着王东的肝脏情况，忍不住直摇头：“王先生，你的脂肪肝已经十分严重了，再不采取措施，很有可能会发展为肝纤维化、肝硬化。”这句话引起了王东的重视，他的父亲就是因为肝癌早早去世的。他看着镜子里的自己：啤酒肚高高隆起，脸上满是赘肉，眼神中透露出被疾病折磨后的疲惫与无奈。那一刻，王东终于痛下决心，他揣着体检报告，义无反顾地走进了减重外科门诊。

在医生的耐心讲解和专业建议下，王东选择了当时颇为流行的袖状胃切除术。手术那天，王东躺在手术台上，心里既紧张又充满期待。几个小时的手术过程，对他来说却像是过了一个世纪那么漫长。

术后第二天，王东迫不及待地站上体重秤，本以为会看到体重下降的数字，可现实却给了他一记沉重的打击——体重不光没降，还涨了 2 两。王东忍不住冷笑一声，心里满是失落：“这手术怎么回事，一点效果都没有。”然而，就在他满心郁闷的时候，护士来测餐后血糖，血糖仪上显示的 6.8 毫摩尔 / 升的数字让他愣住了。要知道，这个数字经常是大于10的，没想到这手术虽然减重效果不明显，降糖效果却立竿见影。这小小的惊喜，让王东重新燃起了对未来的希望。

术后初期，王东真真切切地感受到了手术带来的奇妙变化。他的胃容量变得极小，曾经一顿饭轻松吞下一大碗米饭，再配上好几个菜，还觉得意犹未尽。可现在，仅仅半小碗粥就能让他饱腹感十足。第一个月，王东每天都关注着体重的变化，当看到体重秤上的数字下降到 115 千克时，他兴奋得像个孩子。镜子里，他的肚子似乎也没那么突出了，这让王东满心欢喜，仿佛看到了理想身材正在向他招手。

随着时间一天天过去，体重下降的速度虽然逐渐放缓，但依旧在稳步下降。半年后，王东成功减重 25 千克，整个人都像脱胎换骨了一般。他的步伐变得轻盈有力，不再像以前那样走几步路就气喘吁吁。去医院复查时，医生惊喜地告诉他，他的脂肪肝和血压问题都有了明显改善。那一刻，王东觉得自己的人生终于迎来了转机。

然而，成功减重带来的成就感，就像一剂甜蜜的毒药，逐渐麻痹了王东的神经。他开始觉得，这减重手术简直就是一劳永逸的“法宝”，自己再也不用为体重问题而烦恼了。起初，他只是偶尔忍不住吃一块巧克力，心里想着：“就一块，没什么大不了的，不会影响体重的。”后来，和朋友聚餐时，面对香气四溢的烧烤和热气腾腾的火锅，他再也抵挡不住诱惑。看着朋友们大快朵颐的样子，他安慰自己：“偶尔吃一次，没关系的，反正手术已经帮我把胃变小了。”不知不觉间，王东的饮食习惯渐渐又回到了手术前的状态。炸鸡、汉堡、奶茶等高热量食物频繁出现在他的生活中，每餐的食量也越来越大。与此同时，运动这件事也被王东彻底抛到了九霄云外。术后医生曾多次叮嘱他，要循序渐进地进行运动，这不仅能增强体质，还对维持体重有着至关重要的作用。可王东却总觉得，工作太忙太累，下班后只想瘫在沙发上，抱着手机刷短视频，根本没有精力去运动。即使到了周末，有大把的闲暇时间，他也宁愿睡懒觉，运动计划一次又一次被搁置。日子就这样一天天过去，王东的体重也悄然开始回升。一开始，王东并没有察觉到这个变化，直到有一天，他准备穿上那条曾经宽松得有些晃荡的裤子时，却发现拉链怎么也拉不上，扣子也绷得紧紧的，勒得他肚子痛。这时，王东才终于意识到问题的严重性。可此时的他，早已被不良的饮食习惯和懒散的生活方式牢牢束缚住，难以挣脱。即便心里明白体重在反弹，他也只是嘴上不停地念叨着要控制饮食、要去运动，可行动上却始终没有任何改变。

又过了半年，当王东再次站到体重秤上时，看着秤上居然显示 105 千克，他的心情瞬间跌入了谷底。短短几个月的时间，体重竟然反弹了 10 千克。镜子里的自己，肚子又开始慢慢鼓起来，脸上的赘肉也多了起来，曾经减肥成功的自信和光彩消失得无影无踪，取而代之的是焦虑与深深的挫败感。更糟糕的是，他的身体也开始向他发出抗议。最近，王东时常感到轻微的头晕、乏力，做什么事情都提不起精神。无奈之下，他只能再次走进医院。

医生在详细了解了王东的情况后，无奈地摇了摇头，语重心长地对他说：“减重手术只是一个辅助手段，它能帮你在短期内减轻体重，改善一些健康问题，但绝不是一劳永逸的。术后的饮食控制和运动才是维持体重、保持健康的关键。你现在体重反弹，不仅之前减肥的努力都白费了，而且还可能让那些健康问题卷土重来。你一定要重视起来啊！”听了医生的话，他开始反思，回想起术后那段体重持续下降、身体状态越来越好的日子，他后悔不已。他终于明白，只有时刻保持自律，坚守健康的生活方式，才能在人生的道路上轻盈前行，不再重蹈覆辙。为了重新找回曾经的健康，王东决定痛改前非，重新开始。（李英）

03 / 警惕“美丽陷阱”：极端减重的连环反应

王悦（化名）是一名职场白领，身高 168 厘米的她，体重却有 86 千克，BMI 已达到了 30.4 千克 / 平方米。在一次公司体检后，看到体检报告上关于肥胖可能引发多种疾病的提示，再想到身边同事总是有意无意地讨论身材话题，而自己却从来插不上话，她内心产生了强烈的减重欲望。

从决定减重那天起，王悦的世界只剩下数字：食物热量表精确到每一克的卡路里，运动手环数据闪烁着刺眼的红光，体重秤上的小数点成了每天清晨的判决书。早餐是半根黄瓜配 300 毫升黑咖啡，午餐水煮西兰花精确到 150 克，晚餐往往只是一杯菠菜汁。健身房的椭圆机成了她的战场，每天清晨 5 点，当城市还笼罩在薄雾中，她已经在器械区挥汗如雨。下班后，拖着疲惫的身体，她还要再去健身房进行 2 小时的力量训练。

体重减掉 6 千克那天，王悦对着镜子转动身体。腰间的赘肉确实少了，但是还看不到腰身。她对着手机里保存的明星街拍图，在备忘录中写下：“目标 60 千克，春节前必须达成，还有 6 个月，加油！”为了能尽快达成目标，她又增加了一个小时的有氧运动，全然不顾一向准时的生理期已经推迟了 15 天。

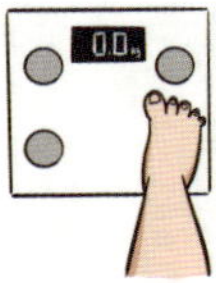

8 月的某个加班夜，王悦起身接水时突然眼前一黑，她不由自主地晃了一下，差点摔倒，手里的杯子也随即掉在地上，清脆的玻璃破碎声，引来全办公室众人纷纷侧目。她扶着桌角慢慢蹲下，感觉心跳加速，头晕目眩。她忽然意识到自己的身体已经出了问题。可是她已经控制不住自己，只要一天不在健身房大汗淋漓，感受肌肉酸痛的痛苦，她就坐立难安，生怕自己又会经不住体重秤的“审判”。不仅如此，她对所有食物都失去了兴趣。曾经最爱的奶油蛋糕摆在面前，她却觉得乳白的奶油像团凝固的油脂，让胃里翻江倒海。聚餐时，同事们热情地给她夹菜，可她刚吃下去就控制不住逃到洗手间，对着马桶抠喉咙。呕吐物里只有零星的菜叶残渣，却让她莫名感到解脱。

体重秤上的数字降到 70 千克那天，王悦发现梳头发时手掌里全是断发。浴室的瓷砖映出她的倒影：肋骨在皮肤下清晰可数，肚子上的皮肤因为快速减重变得松松垮垮。可她对着手机里的修图软件，仍觉得自己的腰不够细。“还差 10 千克，”她在备忘录里写道，“到 60 千克就开始正常饮食。”

两个月后，王悦的体重降到了 60 千克。然而，当她对着镜子审视自己时，总觉得腹部不够平坦，心里想着：“再坚持坚持，瘦到

50千克，小肚子应该就能消失了。”尽管最初设定的减重目标已然达成，但她的减肥行动却没有画上句号。“瘦成一道闪电”的执念如同盘踞在她心底的小怪兽，每当她萌生恢复正常饮食的念头，这只“小怪兽”便会躁动起来，驱动着她继续啃水煮菜。此外，长期过度减重也令她的抵抗力大幅下降，开始频繁感冒。某天，在下班途中，大风骤起，到家后她便发起了高烧。即便身体虚弱不堪，她依旧强撑着完成一组平板支撑后，才肯躺下来休息。

小年夜那天，在健身房做深蹲的王悦突然眼前一黑。摔倒时，膝盖撞在杠铃架上，火辣辣的疼却比不上心里的恐慌，她发现自己连爬起来的力气都没有。在保洁阿姨的惊呼声中，她看见天花板上的灯在旋转，模糊的意识里只剩一个念头：体重秤还没到50千克呢。

小年夜的急诊室格外喧闹。王悦躺在推车上，听见护士在耳边说：“BMI18.07，严重营养不良，电解质紊乱……”她盯着天花板上的灯，突然发现那些曾经让她痴迷的数字此刻变得陌生。当护士给她插上鼻饲管时，她第一次感到害怕——不是害怕疼痛，而是害怕镜子里那个陌生的自己，那个连呼吸都需要仪器辅助的虚弱躯体。

住院部的白色床单上，王悦第一次认真看自己的体检报告：白细胞计数 2.8×10^{9}/升（正常值 $4.0\sim10.0\times10^{9}$/升），血红蛋白

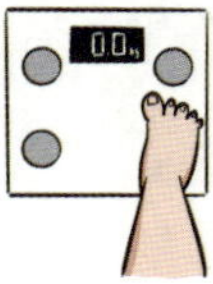

85/ 升（正常值 115~150 克 / 升），血清白蛋白 23 克 / 升（正常值 35~50 克 / 升）……这些曾经被她忽略的数字，此刻却像判决书般陈列在眼前。隔壁床的监护仪发出规律的嘀嗒声，她突然怀念起入职时的体检报告，那时的自己多健康啊，连感冒都很少得。

最初的治疗充满痛苦。静脉输营养液时手背胀得发疼，鼻饲管摩擦喉咙让她整夜难眠。心理医生第一次来查房时，王悦正对着餐盘里的半碗粥发呆——那是她近一年来第一次看见固体食物。“我吃下去会胖死的。”医生轻轻合上病历，说：“你现在的身体就像长期断电的手机，连开机都需要外接电源。那些你害怕的热量，其实是让心脏跳动、让大脑思考的燃料。”他指着监护仪上起伏的曲线，“你看，你的心脏现在每分钟跳 115 次，因为它没有足够的能量，只能拼命工作。”

渐渐地，王悦开始注意到病房的细节：窗台边不知谁放的一盆多肉，叶片饱满得像婴儿的手指；清晨的阳光会在九点一刻准时爬上床头；护士站的呼叫铃响着独特的蜂鸣声。她开始数着点滴瓶里的气泡，看它们慢悠悠地升到液面，像某种无声的倒计时。

医生给她制订了渐进式饮食计划：第一天喝 50 毫升南瓜粥，第二天增加到 100 毫升，第三天可以吃半个水煮蛋。当温热的粥汤第一次触到舌尖时，王悦浑身发抖——不是因为害怕，而是被某种久违的温暖击中。那是粮食的味道，是生命的味道。

出院那天，王悦站在病房的镜子前。体重秤显示 56 千克，比入院时重了 5 千克。曾经嫌弃的“婴儿肥”重新出现在脸颊，锁骨不再硌人，皮肤有了健康的光泽。她摸着腕骨处新长出的柔软肌肉，突然发现镜子里的人眼睛是亮的，不再像住院时那样灰蒙蒙的，像蒙着层雾。这时她才明白，真正的健康，是让身体有能力承载你的人生。她终于懂得，当食物重新成为滋养而非敌人时，镜子里的自己，才真正拥有了拥抱世界的力量。（李英）

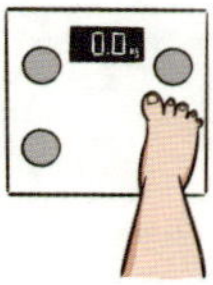

04 /　破茧新生：减重手术重塑健康与人生

信不信，减重手术能够帮助你重新打开健康之门？下面我用两个殊途同归的故事展开讲述科学如何重塑人生。

先来讲第一个故事，小美的蜕变之路。

30 岁的小美（化名）性格开朗，总以“一人吃饱全家不饿”调侃自己的单身生活。但鲜为人知的是，身高 1 米 6 的她，体重一度达到 130 千克。臃肿的身材不仅掩盖了她清秀的五官，还带来了糖尿病、高血压和夜间睡眠呼吸暂停的折磨。“不是没试过减肥，但总败给奶茶、炸鸡和‘懒癌’！”她坦言，传统减肥方法对她来说如同酷刑，反复失败后，她将目光投向了减重手术。

经医生评估，小美的体重指数（BMI）超过 50 千克 / 平方米，属于超级肥胖，并伴有多种并发症。医生警告：若不及时干预，她将面临终身用药、器官衰竭乃至寿命缩短的风险。医生强调，超级肥胖者的身体犹如一颗定时炸弹，并发症会加速生命的倒计时：高血糖导致伤口愈合困难，高血压提升了心脑血管意外的发生概率，而呼吸暂停随时可能诱发猝死。这样的情况，确实也不适合高强度的运动。于是，医生建议她立刻进行减重手术。小美对手术的接受度极高，手术也极为成功。术后第 3 天，小美便顺利出院。她严格遵循医嘱调整饮食，并定期进行复诊，奇迹悄然发生。

术后2周，她的体重直降10千克，血糖血压趋于平稳；术后1个月，体重减至115千克，而且令小美惊喜的是，她的睡眠质量也显著提升，夜间不再被呼吸暂停憋醒了；术后3个月，小美突破了100千克的大关，她笑嘻嘻地和医生说：“我以前走两步就喘，现在能一口气爬 5 楼了！”等到术后 1 年时，当小美发来照片，连医生都差点没认出——眼前的女孩身材苗条、五官精致，与曾经的“肉球”判若两人。她不仅体重减轻了一半，而且整个人的气质也发生了翻天覆地的变化。

如今的她，衣柜里塞满了 S 码的连衣裙，再也不用为买不到合身的衣服发愁；曾经抵触的瑜伽课，成了她周末的新爱好；最让她欣喜的是，她的健康指标全部恢复正常，彻底告别了药物依赖。她还发现，自己对食物的渴望也大大减少，这让她更有信心维持现在的体重。小美在成功减重的同时，也欣喜地表示正在筹备与未婚夫的婚礼，其未婚夫仪容俊伟，堪称般配。这让小美不仅在外观上发生了改变，连内心也变得更加自信和乐观。

李胖的绝境重生。

如果说小美的故事充满主动求变的勇气，那么李胖（化名）的经历则是一场被健康危机逼至绝境的逆袭。身高 1 米 83 的他体重 140 千克，平日里把饮料当水喝，直到某天在办公室突然昏迷，紧急送医后发现血糖飙升至 40 毫摩尔 / 升（正常值 3.9~6.1 毫摩尔 / 升），确诊为“糖尿病酮症酸中毒”，命悬一线。好在送医及时，否则不知会产生什么严重后果。

医生直言：“你的身体已因肥胖濒临崩溃，若不及时控制体重并阻断糖尿病的发展，未来你的身体将面临多个脏器功能不全甚至衰竭的风险！传统的减重方法及药物在你身上效果甚微，唯有减重手术不仅能解决肥胖问题，更是逆转糖尿病的唯一希望。”李胖心中忐忑，他这辈子还没上过手术台，一想到手术就有些胆怯。手术会疼吗？术后有没有后遗症？会不会耽误工作？尽管对手术充满恐惧，但在主治医生的耐心讲解后，李胖和家人都认可了手术，并同意接受减重手术治疗。术前，医生先为李胖使用了胰岛素进行治疗，让他的血糖降到 10 毫摩尔 / 升以下，虽仍未达到正常，但也大大提高了手术的安全性。手术顺利完成，术后未再使用水平胰岛素，而且第 3 天就出院了，空腹血糖更是降至 6.5 毫摩尔 / 升。李胖非常高兴，还专门制作了锦旗感谢医生！

但这还只是个开始，随着时间的推移，奇迹接踵而至：术后 3 天，李胖的空腹血糖稳定在了6.5毫摩尔/升，他激动地彻底告别了胰岛素；术后1周，他的血糖进入了正常值的范围；术后3个月，李胖成功减重25千克，曾经悬在他头上的糖尿病威胁此刻已经烟消云散。

李胖的故事并非个案。研究数据显示，每年全球有超过50万人通过减重手术重获健康。他的经历也告诫我们：肥胖并非仅仅是体型问题，而是一种需要严肃对待的慢性疾病。对此，李胖深有感触地说："昏迷是上天给我的警示，而手术则赋予了我第二次生命。"

需要注意的是，减重手术并非"魔法"，亦非"捷径"。它更像是一把钥匙，为患者开启了健康之门，但门后的道路仍需患者自律前行。术后饮食调整、定期复诊、运动习惯三者缺一不可，这些因素对于手术的长期效果具有很大影响。就拿合并糖尿病的患者来说，减重手术确实能显著改善胰岛素抵抗，甚至能逆转糖尿病进程；然而，若术后仍然恢复高糖高脂饮食，或许"糖胖"还会重新找上门来。

小美与李胖的经历，折射出无数肥胖者共同面临的困境。他们曾深陷于身材带来的健康与心理双重困扰，然而，一次减重手术为他们的人生带来了转机。正如小美在婚礼请柬上所写："曾经的我是命运的囚徒，如今我终于破茧成蝶。"而李胖的朋友圈签名也更新为："健康活着，才是人生最酷的逆袭。"减重手术的意义，不

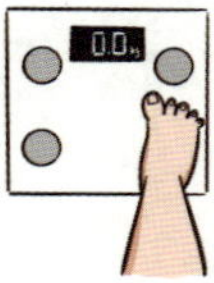

仅在于体重数字的显著下降，更在于它成功打破了“肥胖——疾病——自卑”的恶性循环，使患者重新掌握人生的主动权。最为关键的是，这场手术唤醒了患者对健康的敬畏——唯有珍视这来之不易的第二次生命，方能真正拥抱全新的生活。（庄建彬）

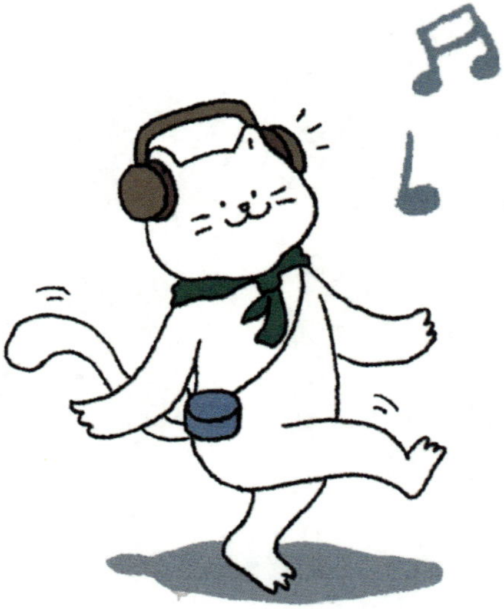

最终章

减脂革命的未来

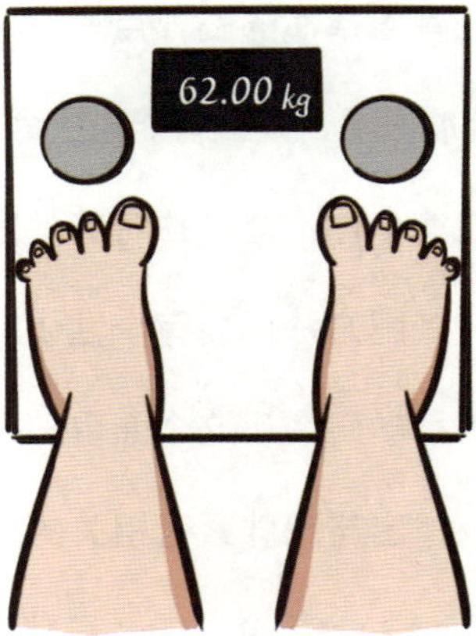

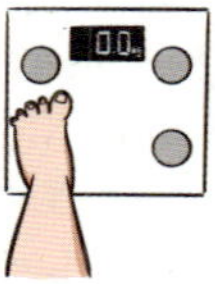

未来展望：减重的新趋势与新方法

在 21 世纪的第 3 个 10 年，全球超重和肥胖人口已接近 26 亿。这个数字不仅意味着体重秤上数字的上涨，也标志着需要重视减肥人数的增长。这些年来，从极端的“饥饿减肥法”到风靡一时的“生酮饮食”，我们目睹了减肥方法的演变；同时，我们也看到了许多人盲目跟风减重，所造成的损害健康的悲剧。幸好，随着科技与医学的突破，我们正站在减重革命的临界点——未来的减重将不再是意志力的较量，而是精准医学、人工智能与生命科学的交响曲。

每一个人都是独立的个体，有着独特的基因序列和表达，因此理论上，每一个胖友的减肥方法都能有个性化的选择，这样才能达到最佳的效果。最新的科学研究让这个愿望不再遥不可及。现在利用基因检测技术，可以找出与肥胖紧密相关的基因位点。借助先进的 AI 算法，我们还可以轻松解析个人的“易胖基因”，判断你是属于“碳水敏感型”还是“脂肪代谢障碍型”，还能结合代谢速率、激素水平等参数，生成动态调整的饮食与运动计划。例如，针对“夜间代谢活跃型”人群，AI 会建议将高热量摄入集中在傍晚，并个性化计算具体何时进行训练，以最大化燃脂效率。此外，在不久的将来，基因编辑技术也许还能通过精准调控肥胖相关基因的表达，从根源上降低脂肪堆积风险。

除了能够调整减脂计划，一些外设也能成为胖友们的“数字健康管家”。比如智能手环，在未来，它的发展将不再局限于计步和心率监测，而是能够凭借纳米传感器的汗液分析技术，实时追踪关键的代谢指标，更精细地进行热量消耗的计算；而柔性电子皮肤贴片，则可连续 14 日监测皮下脂肪的分解动态，一旦检测到用户进入“高效燃脂区间”，设备就立刻智能推荐最佳运动时长，并联动智能冰箱，贴心地提供每日食材建议；还可以通过虚拟现实技术重塑运动场景，让运动不再枯燥，比如虚拟攀登珠峰，或与全球玩家组队完成卡路里燃烧任务等。在此过程中，也不用担心动作不标准而伤到自己，AI 教练会全程“陪练”，实时纠正动作并调整强度。

细心的读者可能会发现，我们刚刚提到的这些“个性化减脂”方案，与中医中的“因人制宜”理念不谋而合。没错，现在中医也与科技“一拍即合”，催生了一些新型减重方案。例如，基于 AI 的舌诊仪通过分析舌苔颜色和形态，能够根据中医理论，很好地判断体质类型（如痰湿型、气虚型），并匹配对症的针灸穴位或中药配伍供胖友参考；艾灸机器人能精准定位穴位，并通过红外热疗进行刺激，让你足不出户就能享受到更加安全的艾灸；而智能食疗平台更是能够根据季节和个人体质，动态调整药膳配方，达到“天人相应”的调养效果，真正实现“一对一管家式服务”。

刚刚我们说的是宏观上科技对于制订减肥方法的帮助；而针对减重的微小细节，科技也有“一身使不完的劲”。

我们的肠道里住着 100 万亿微生物，它们与我们的食欲和代谢密切相关。如何才能让它们更好地“为我所用”呢？ 2023 年的一项最新研究表示，使用菌群移植或定制化益生菌补充剂的方法，可以显著改善有益菌的比例，从而调节能量吸收与食欲。而且，更前沿的“智能益生菌胶囊”也正在研发中。这些胶囊内嵌微芯片，能实时监测肠道内的葡萄糖和脂肪酸浓度。一旦检测到高糖摄入，胶囊就会释放信号分子刺激饱腹感激素（如 GLP-1）生成，同时抑制饥饿素的分泌。此外，科学家还在探索“菌群 - 脑轴”的调控机制，通过靶向调节肠道菌群，间接影响大脑对食物的渴望，从心理层面减少暴饮暴食。

除此之外，纳米技术的突破也为减重领域带来了前所未有的精准性。在未来，纳米机器人或许将成为减重的“隐形战士”：这些直径仅几十纳米的微型装置可通过口服或注射进入人体，精准识别并靶向作用于脂肪细胞。例如，载有脂肪分解酶的纳米机器人能穿透脂肪细胞膜，将脂肪分解为可以通过代谢排出体外的小分子脂肪酸。另一种设计则利用磁性纳米颗粒，在外界磁场引导下聚集于特定脂肪沉积区域（如内脏脂肪），通过局部升温促进脂肪细胞凋亡，且不会损伤周围组织。

说到机器人，液态机器人技术的兴起，也为减重提供了全新的体内干预手段。它们可以通过注射进入血管或消化系统，执行特定任务。例如，在血管中，液态机器人可以像“微型清道夫”一样流动，主动吸附并清除血管壁上的脂质斑块，预防动脉粥样硬化；在肠道内，它们能形成临时屏障，减少脂肪和糖分的吸收，或释放酶类加速食物分解，避免热量过剩。此外，液态机器人的形态还可以随环境动态调整。比如在胃部，它们可扩展为网状结构，延缓胃排空速度，延长饱腹感；而在小肠中，又能收缩成微小液滴，释放出抑制食欲的肽类物质。更“超前”的是，由于材料可被人体自然代谢，液态机器人无须二次手术取出，所以它的安全性和便捷性远超传统植入设备，这是它最“得意”的特点之一！

脑机接口技术也正悄然从实验室走向临床。通过植入式或非侵入式设备，科学家能够实时监测与食欲相关的大脑区域（如下丘脑、伏隔核）的神经信号。当系统检测到“非生理性饥饿”的异常电活动时，会通过微电流刺激等技术抑制相关神经元的活性，从而减少人对高热量食物的渴望。更进一步的应用还有“虚拟饱腹感模拟”：利用脑机接口这根“数据线”，直接向大脑传递饱腹信号，使用户在摄入少量食物——只“充电 5 分钟”时，也能产生足以“待机 6 小时”的满足感。

现如今，随着我们健康意识的提高，减重正由“美学追求”蜕变为“健康必需”；随着技术的发展，减重又正由“自律典范”演进为“科技福祉”。科技与减肥的“联动”，不仅标志着技术的进步，更是对人类生存智慧的致敬——毕竟，能以创造力克服进化赋予的“储能本能”，这无疑是生物进化史上最为绚烂的篇章之一。幸好，我们生活在这样一个时代！在各种技术共舞的未来，我们期待着减重领域的新趋势和新方法能够为人们带来更加健康、科学的减重途径；我们更期待着一个减重不再成为难题的时代，一个每个人都能享受健康生活的时代！（庄建彬）

后　记

当出版社的张莉老师帮我们的团队敲定了《减脂革命：解码体重自由》的书名时，我不禁暗自觉得有些滑稽：熟悉我的朋友都知道，我本人其实是一名体重控制的失败者，平时会议多走路少，吃饭多运动少，油脂多蔬菜少，BMI 指数长期在 30 左右徘徊，一切不利于减脂的恶习在我身上都有体现，现在由我和我的团队编写的关于减重的书籍即将出版，这本身不就是一件很滑稽的事吗？

可是仔细想起来，减重这件事本身就充满坎坷与无奈。当我的团队把关于减重的必要性、饮食与运动结合起来的减重方法、防止体重反弹的行为训练等各个章节汇总给我时，我在编审时又何尝没有进行过认真的思考。对于普通人来说，这些关于减重的道理其实我们或多或少都有了解，甚至对于临床医生来说，这些科普知识都是健康教育时耳熟能详的重要宣教素材。但是能够认认真真地遵嘱操作、切切实实地照章执行，甚至不折不扣地坚持到底，其实是很多人做不到的。正像王夫之所说：“非知之艰，行之惟艰。”道理我们都懂，但是能够切实做到却是真正的“知易行难”！不光是减重，生活中的很多事又何尝不是如此呢？

我们的书名既然叫《减脂革命：解码体重自由》，必然要有革故鼎新的探索和实操，这也凝聚了我们团队集体的智慧和心血。在编审过程中，我要由衷感谢庄建彬主任、张洁主任和我们的写作团队。无论是内分泌科、胃肠外科、康复科还是营养科的各位同道，大家思想统一、步调一致、通力协作、相互补台，能够在短时间内完成全书的编撰工作，说明大家在平时工作中对体重控制都有深刻的理解和思考。尽管在编写过程中，我们也会有讨论和修订，甚至在某些章节的表述上还存在分歧，但是经过统一思想后，我们还是把目前比较全面的减脂策略呈现给各位读者，给大家提供一份可读、可操作的减重指南。

还要真诚地感谢齐玉梅主任和邸阜生主任两位业界专家对本书的指导，并亲自为本书作序。感谢我的女儿李惟然同学，在繁忙的

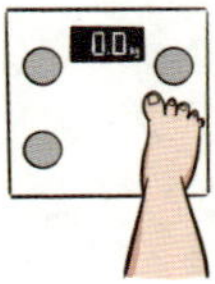

专业学习之余，为本书字斟句酌，顺利地完成了审校工作。感谢新闻出版界的资深记者庞津昆老师对本书提供的无私的指导和帮助。感谢我的好友，宫廷画派传人朱兆煜先生为本书题写书名。感谢天津科技翻译出版有限公司的张莉老师和各位编辑为本书出谋划策，胡司宇老师提供了画龙点睛的插画作品。

减脂这项艰巨的任务其实是需要打“持久战”的。随着科技的进步，面对花样翻新的美食诱惑，色罗万象的手机屏幕，我们的减脂之路其实是崎岖坎坷、阻力重重的。我们在书中呈现的减脂路径其实只是“革命”征程的冰山一角，随着新技术、新方法的涌现，我们的减脂策略难免挂一漏万。

2025 年是国家卫生健康委员会雷海潮主任倡导的“体重管理年”3 年行动的第一年，我们借此东风编写了这本书，也是为了普及健康生活方式，加强慢性病防治。愿我和每一位读到这本小书的读者一起，都能够按照本书中的实操指导，解码体重自由，管住嘴，迈开腿，在减脂革命中知行合一，成为体重管理达人！

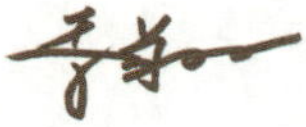

2025.6

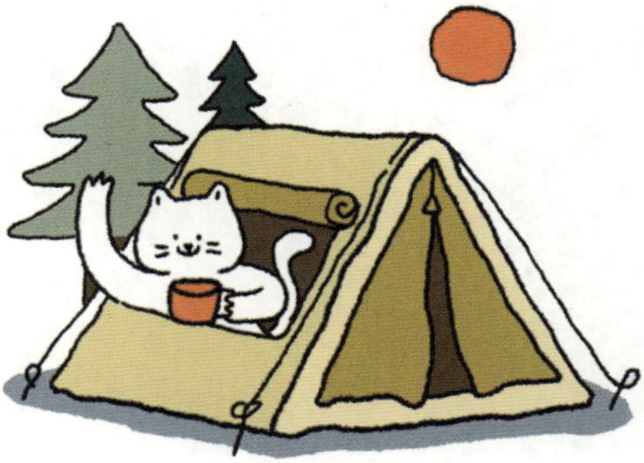